FM練習帳

脳損傷のリハビリテーションのための方法
TBIリハビリテーション研究所　藤井正子　松岡恵子

記憶の練習帳　I
（第1週、第2週）

氏　名　_____

実施日　　　　年　　　　月　　　　日　から

　　　　　　　年　　　　月　　　　日　まで

内　　容

第1週

練習1　あいうえおで覚える（1）

練習2　4つの言葉（1）

練習3　あいうえおで覚える(1)の思い出し

練習4　4つの言葉（1）の思い出し

練習5　絵につけた言葉

練習6　絵につけた文章

練習7　絵につけた言葉の思い出し

練習8　絵につけた文章の思い出し

練習9　あいうえおで覚える（2）

練習10　4つの言葉（2）

練習11　あいうえおで覚える(2)の思い出し

練習12　4つの言葉（2）の思い出し

練習13　絵につけた言葉の再度の思い出し

練習14　絵につけた文章の再度の思い出し

練習の自己採点

第2週

練習1　かきくけこで覚える（1）

練習2　5つの言葉（1）

練習3　かきくけこで覚える(1)の思い出し

練習4　5つの言葉（1）の思い出し

練習5　絵につけた言葉

練習6　絵につけた文章

練習7　絵につけた言葉の思い出し

練習8　絵につけた文章の思い出し

練習9　かきくけこで覚える（2）

練習10　5つの言葉（2）

練習11　かきくけこで覚える(2)の思い出し

練習12　5つの言葉（2）の思い出し

練習13　絵につけた言葉の再度の思い出し

練習14　絵につけた文章の再度の思い出し

練習の自己採点

イラスト：中嶋優子、芋田礼子、松岡恵子

この練習帳をご利用の方へ

- 練習は、あなたが最も集中できる時に行いましょう。
- できるだけ練習に集中しましょう。
- 集中力がなくなったと感じた時は、すぐに休みを取りましょう。そして、後でまた始めましょう。
- 各問についている（5分）などの時間は、めやすとして5分程度、その問題に使ってほしいというものです。5分以内に終わらせなくてはならないというわけではありません。
- もしもこの順番でやることが難しい場合には、練習1のあとに練習3を行い、それから練習2を行って練習4に進む、などの工夫をしてくださってもかまいません。
- 練習が終わったら、100点満点でどのくらいできたかを予想して、練習帳の最後に書きましょう。
- 答えの確認は、その日の練習をすべて終えてからにしましょう。

さあ　がんばりましょう。

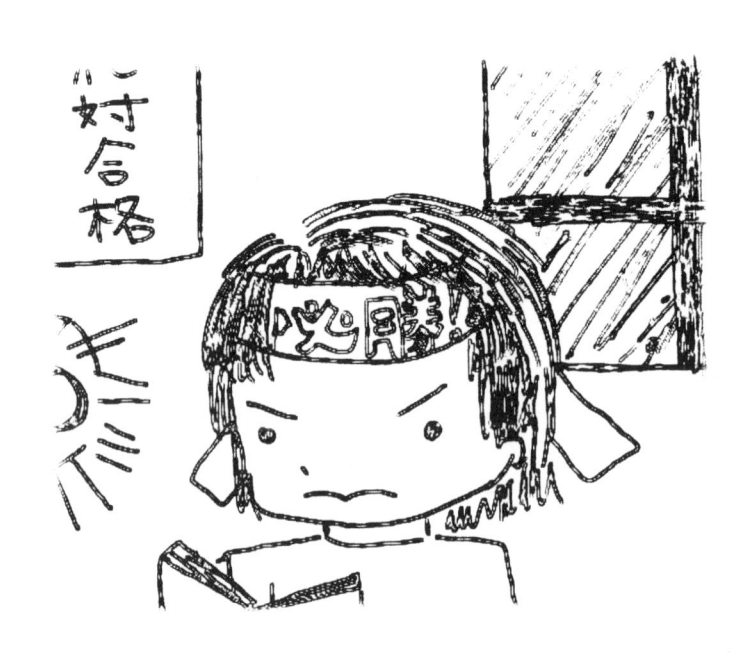

（第1週）

月

月曜日の練習　準備するもの：鉛筆かペン、国語の辞書

月曜日の練習1　あいうえおで覚える（1）（10分）

次に、「あいうえお」で始まる言葉があります。その言葉を声に出し、書いて覚えましょう。後で思い出して書いていただきます。

あ　で始まる言葉　　雨

い　で始まる言葉　　いちご

う　で始まる言葉　　海

え　で始まる言葉　　絵本

お　で始まる言葉　　お菓子

月曜日の練習2　4つの言葉（1）（5分）

次の4つの言葉を、声に出して書いて覚えましょう。次ページのたくさんの言葉から選んでいただきます。

戦車

雨模様

色違い

苺ジャム

月曜日の練習3　あいうえおで覚える（1）の思い出し（5分）

さきほど覚えた「あいうえお」で始まる言葉を思い出して書きましょう。

あ　で始まる言葉

い　で始まる言葉

う　で始まる言葉

え　で始まる言葉

お　で始まる言葉

月曜日の練習4　4つの言葉（1）の思い出し（5分）

次の言葉のなかで、あなたが練習2で覚えた4つの言葉に○をつけましょう。

砂漠　　菓子折　　両価性　　戦車　　人違い　　猫の足　　甥っ子　　脱脂綿　　歌手
唇の色　　食欲　　自己　　山ごもり　　鉄塔　　経歴　　育児　　不安　　事例　　色違い
カテゴリー　　雨模様　　まぼろし　　脳しんとう　　苺ジャム　　顕微鏡　　昏睡　　補償
集中力　　条件反射　　葛藤　　結婚　　輪郭　　手がかり　　偏差値　　威嚇　　薬物
自己中心性　　風邪　　歌合わせ　　符合化　　避難訓練　　柔軟性　　恋心　　推理
追跡研究　　世代　　聴覚　　納豆　　相互依存　　隔離　　お笑い

月曜日の練習5　絵につけた言葉　（5分）

次の絵につけた3つの言葉を覚えましょう。声を出して書いて覚えてましょう。後で思い出して書いていただきます。

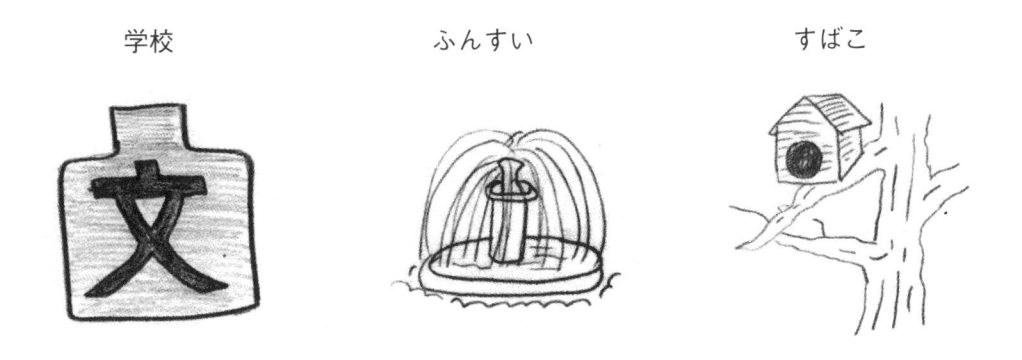

学校　　　　　　　　ふんすい　　　　　　　すばこ

月曜日の練習6　絵につけた文章（5分）

次の絵につけた文章を覚えましょう。声を出して書いて覚えてましょう。後で思い出して書いていただきます。

「ハチに刺されちゃった、痛い！」

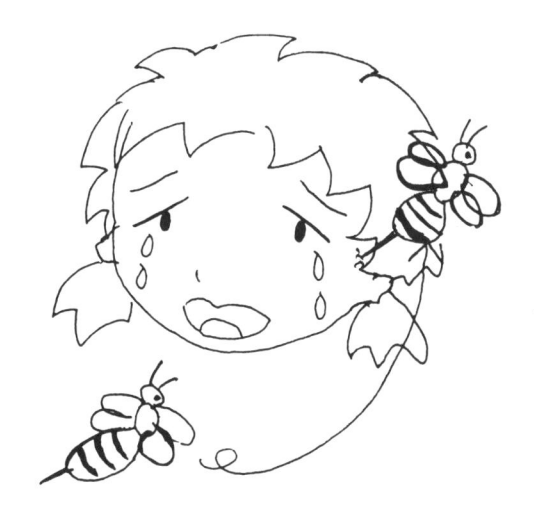

月曜日の練習7　絵につけた言葉の思い出し（5分）

次の絵についていた3つの言葉を思い出して書きましょう。

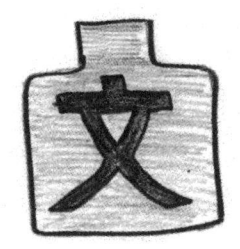

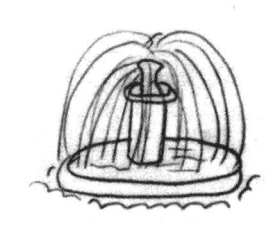

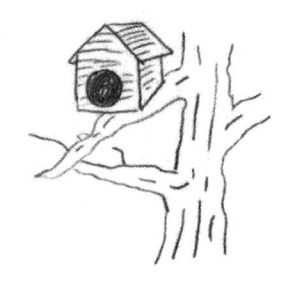

月曜日の練習8　絵につけた文章の思い出し（5分）

次の絵についていた文章を思い出して書きましょう。

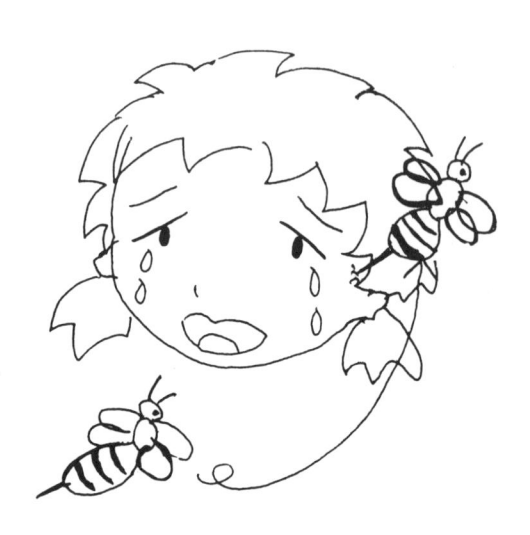

月曜日の練習9　あいうえおで覚える（2）（10分）

次に、「あいうえお」で始まる言葉があります。その言葉を声に出し、書いて覚えましょう。後で思い出して書いていただきます。

あ　で始まる言葉　　雨傘

い　で始まる言葉　　いっぱい

う　で始まる言葉　　うしろ

え　で始まる言葉　　駅員

お　で始まる言葉　　男の子

月曜日の練習10　4つの言葉（2）（5分）

次の4つの言葉を、声に出して書いて覚えましょう。次ページのたくさんの言葉から選んでいただきます。

森林

百合

桜餅

なすび

月曜日の練習11　あいうえおで覚える（2）の思い出し（5分）

さきほど覚えた「あいうえお」で始まる言葉を思い出して書きましょう。

あ　で始まる言葉

い　で始まる言葉

う　で始まる言葉

え　で始まる言葉

お　で始まる言葉

月曜日の練習12　4つの言葉（2）の思い出し（5分）

次の言葉のなかで、あなたが練習10で覚えた4つの言葉に○をつけましょう。

蜂の巣	なすび	桔梗	森	大蛇	熊手	運河	鶏ガラ	西	銀杏
牛乳	梅	猿人	鯨	薔薇	兎	山羊	大人	白樺	家庭	紫陽花
亀の子だわし	帽子	白鳥	桃太郎	蛍狩り	みんみん蝉	金魚	案山子
幽霊	百合	鷺宮	小僧	干し柿	森林	鳥かご	蛙	菖蒲	かえで
放浪記	朱鷺	野菜	島流し	鰹節	銀色	詰め襟	星くず	松ヤニ
桜餅	豹変	山脈	郵便	歴史	蜘蛛	紙芝居	屋根	紫いも	味噌

月曜日の練習13　絵につけた言葉の再度の思い出し（5分）

次の絵についていた3つの言葉を思い出して、余白に書きましょう。

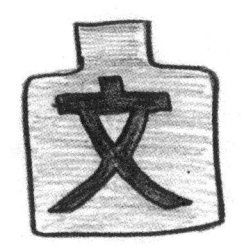

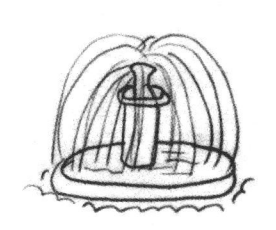

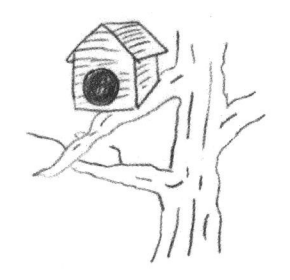

月曜日の練習14　絵につけた文章の再度の思い出し（5分）

次の絵についていた文章を思い出して、余白に書きましょう。

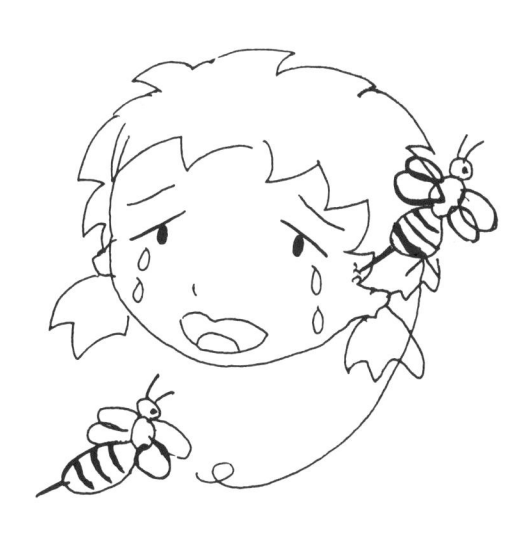

月曜日の練習の自己採点

あなたの思い出しは、100点満点でそれぞれ何点くらいと思いますか？
　　あいうえおの言葉の思い出し　　　　　　　　　　点
　　4つの言葉の思い出し　　　　　　　　　　　　　点
　　絵についた言葉の思い出し　　　　　　　　　　　点
　　絵についた文章の思い出し　　　　　　　　　　　点

あなたの記憶力はどのくらいだと思いますか？
（　とてもよい・まあまあよい・ふつう・すこしわるい・とてもわるい　）

記憶の練習を行ってみた感想はどうでしたか？　いくつでも○をつけましょう。
　1．面白かった
　2．面白かったが、疲れた
　3．あまり面白くなかった
　4．簡単だった
　5．難しさは、ちょうどよかった
　6．難しかった
　7．量はちょうど良かった
　8．量は少なかった
　9．量が多かった
　10．誰かといっしょにやると、もっと楽しいだろうなと思った

その他、あなたがこの練習で気づいたことを書きましょう。

火

火曜日の練習　準備するもの：鉛筆かペン、国語の辞書

火曜日の練習1　あいうえおで覚える（1）（10分）

次に、「あいうえお」で始まる言葉があります。その言葉を声に出し、書いて覚えましょう。後で思い出して書いていただきます。

あ　で始まる言葉　　朝

い　で始まる言葉　　いちばん

う　で始まる言葉　　運転手

え　で始まる言葉　　江戸

お　で始まる言葉　　お金

火曜日の練習2　4つの言葉（1）（5分）

次の4つの言葉を、声に出して書いて覚えましょう。次ページのたくさんの言葉から選んでいただきます。

納豆

反対派

好み

通信簿

火曜日の練習3　あいうえおで覚える（1）の思い出し（5分）

さきほど覚えた「あいうえお」で始まる言葉を思い出して書きましょう。

あ　で始まる言葉

い　で始まる言葉

う　で始まる言葉

え　で始まる言葉

お　で始まる言葉

火曜日の練習4　4つの言葉（1）の思い出し（5分）

次の言葉のなかで、あなたが練習2で覚えた4つの言葉に○をつけましょう。

色違い　カテゴリー　様式　建物　脳しんとう　苺ジャム　三面鏡　昏睡
紙風船　集中力　反対派　葛藤　朝焼け　結婚　輪郭　手がかり　偏差値
ブドウ　つま先　乗り気　風邪　歌合わせ　符合化　洗濯　柔軟性　推理
植木　追跡研究　世代　聴覚　納豆　一番乗り　モルガン　日記帳
江戸時代　余暇　成熟　迷路　霊媒　通信簿　ひまわり　絵文字　地下鉄
好み　カトレア　年賀状　短歌　万年筆　先生　卒業

火曜日の練習5　絵につけた言葉　（5分）

次の絵につけた3つの言葉を覚えましょう。声を出して書いて覚えてましょう。後で思い出して書いていただきます。

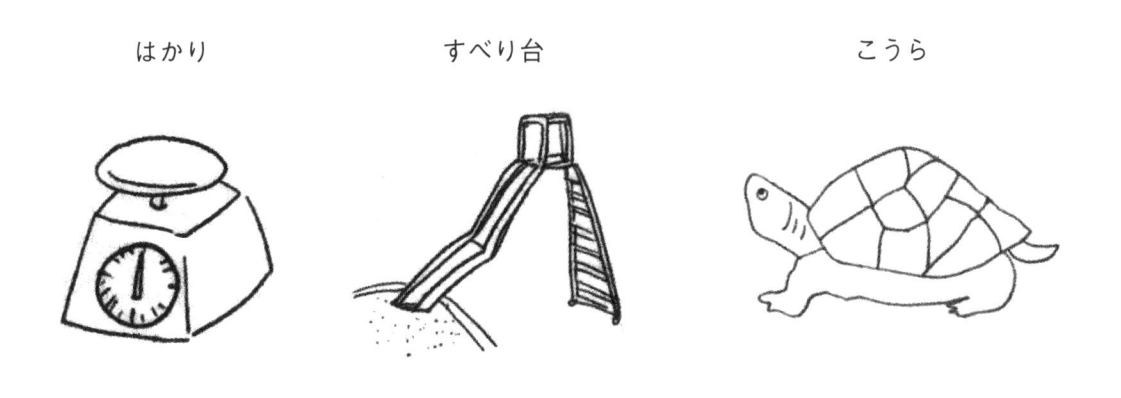

　　　はかり　　　　　　　すべり台　　　　　　こうら

火曜日の練習6　絵につけた文章（5分）

次の絵につけた文章を覚えましょう。声を出して書いて覚えてましょう。後で思い出して書いていただきます。

「羊が一匹、羊が二匹」

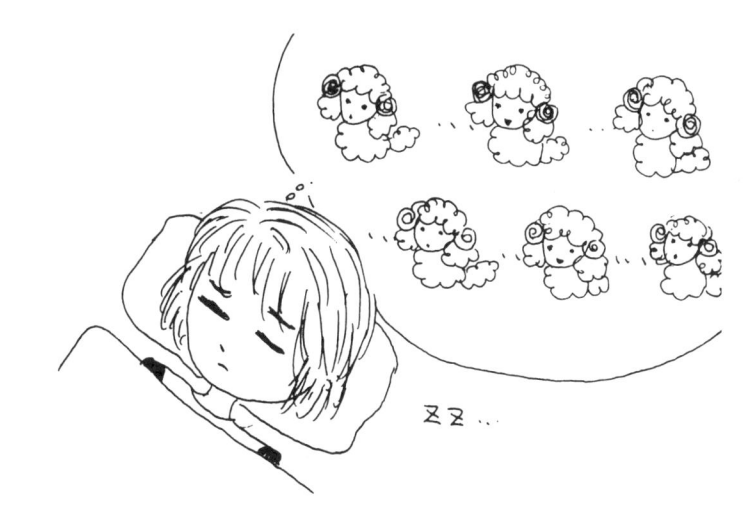

火曜日の練習7　絵につけた言葉の思い出し（5分）

次の絵についていた3つの言葉を思い出して書きましょう。

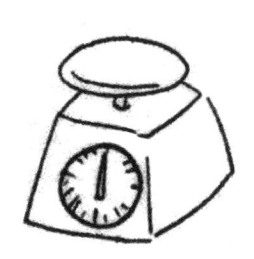

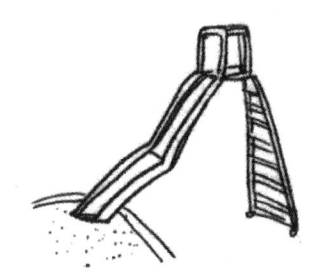

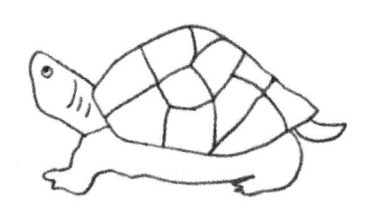

火曜日の練習8　絵につけた文章の思い出し（5分）

次の絵についていた文章を思い出して書きましょう。

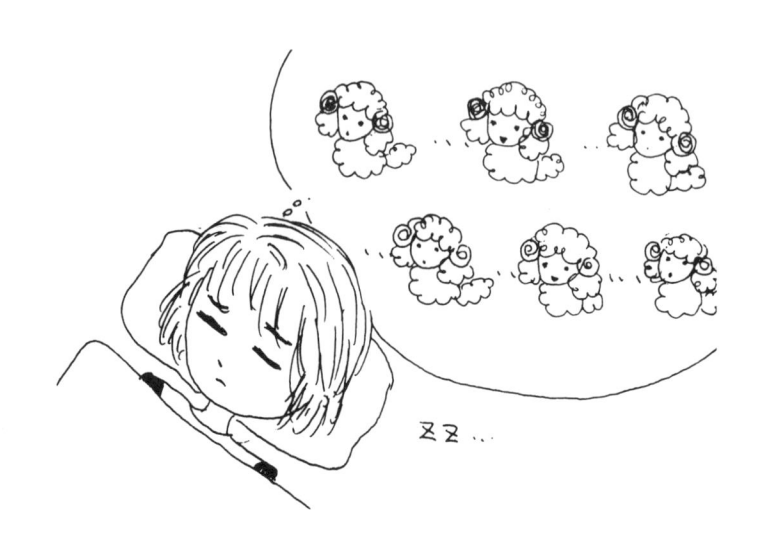

火曜日の練習9　あいうえおで覚える（2）（10分）

次に、「あいうえお」で始まる言葉があります。その言葉を声に出し、書いて覚えましょう。後で思い出して書いていただきます。

あ　で始まる言葉　　　空き地

い　で始まる言葉　　　いつも

う　で始まる言葉　　　うわさ

え　で始まる言葉　　　演説

お　で始まる言葉　　　温泉

火曜日の練習10　4つの言葉（2）（5分）

次の4つの言葉を、声に出して書いて覚えましょう。次ページのたくさんの言葉から選んでいただきます。

どんどん

紫いも

味噌

幽霊

火曜日の練習11　あいうえおで覚える（2）の思い出し（5分）

さきほど覚えた「あいうえお」で始まる言葉を思い出して書きましょう。

あ　で始まる言葉

い　で始まる言葉

う　で始まる言葉

え　で始まる言葉

お　で始まる言葉

火曜日の練習12　4つの言葉（2）の思い出し（5分）

次の言葉のなかで、あなたが練習10で覚えた4つの言葉に○をつけましょう。

梅	猿人	鯨	会釈	どんどん	山羊	大人	白樺	家庭	紫陽花
気分	帽子	秋草	義理	名前	石段	金魚	案山子	幽霊	百合
世間	小僧	干し柿	森林	鳥かご	蛙	菖蒲	蟹	かえで	夏休み
噂	島流し	鰹節	銀色	詰め襟	星くず	舟	松茸	半畳	睡連
正座	雪かき	ばんばん	鯛焼き	豚汁	猫自慢	桜餅	サバンナ	山脈	
勇気	郵便	歴史	蜘蛛	紙芝居	屋根	紫いも	味噌	温泉	

火曜日の練習13　絵につけた言葉の再度の思い出し（5分）

次の絵についていた3つの言葉を思い出して、余白に書きましょう。

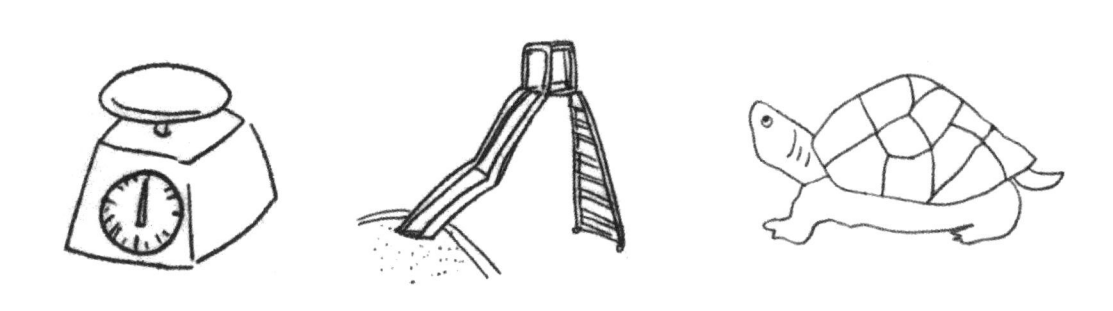

火曜日の練習14　絵につけた文章の再度の思い出し（5分）

次の絵についていた文章を思い出して、余白に書きましょう。

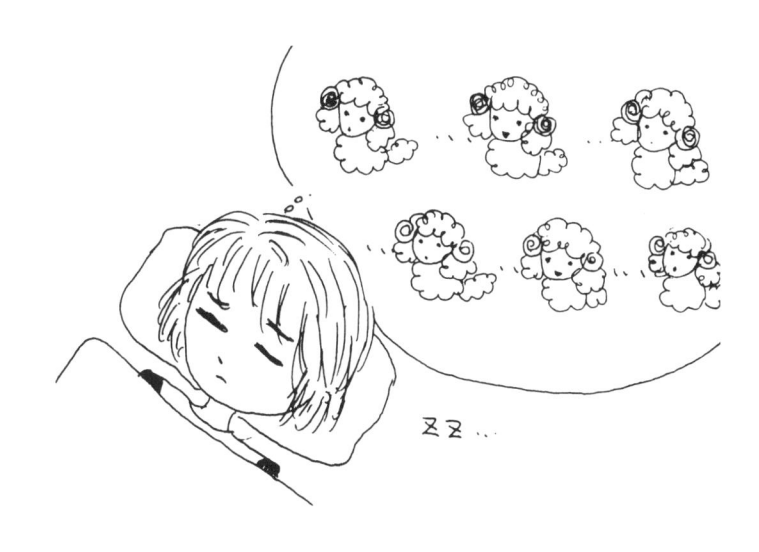

火曜日の練習の自己採点

あなたの思い出しは、100点満点でそれぞれ何点くらいと思いますか？
　　あいうえおの言葉の思い出し　　　　　　　　　　点
　　4つの言葉の思い出し　　　　　　　　　　　　　点
　　絵についた言葉の思い出し　　　　　　　　　　　点
　　絵についた文章の思い出し　　　　　　　　　　　点

人の顔を覚えるのは、とくいですか？
（　得意だ　・　まあまあ得意　・　ふつう　・　すこし苦手　・　かなり苦手　）

記憶の練習を行ってみた感想はどうでしたか？　いくつでも○をつけましょう。
　1．面白かった
　2．面白かったが、疲れた
　3．あまり面白くなかった
　4．簡単だった
　5．難しさは、ちょうどよかった
　6．難しかった
　7．量はちょうど良かった
　8．量は少なかった
　9．量が多かった
　10．誰かといっしょにやると、もっと楽しいだろうなと思った

その他、あなたがこの練習で気づいたことを書きましょう。

水曜日の練習　　準備するもの：鉛筆かペン、国語の辞書

水曜日の練習1　　あいうえおで覚える（1）（10分）

次に、「あいうえお」で始まる言葉があります。その言葉を声に出し、書いて覚えましょう。後で思い出して書いていただきます。

あ　で始まる言葉　　あだ名

い　で始まる言葉　　意見

う　で始まる言葉　　上着

え　で始まる言葉　　エプロン

お　で始まる言葉　　おつとめ

水曜日の練習2　　4つの言葉（1）（5分）

次の4つの言葉を、声に出して書いて覚えましょう。次ページのたくさんの言葉から選んでいただきます。

集中力

猫の足

育児不安

耳栓

水曜日の練習3　あいうえおで覚える（1）の思い出し（5分）

さきほど覚えた「あいうえお」で始まる言葉を思い出して書きましょう。

あ　で始まる言葉

い　で始まる言葉

う　で始まる言葉

え　で始まる言葉

お　で始まる言葉

水曜日の練習4　4つの言葉（1）の思い出し（5分）

次の言葉のなかで、あなたが練習2で覚えた4つの言葉に○をつけましょう。

のり弁当	菓子折	後ろ姿	島の休日	人違い	猫の足	甥っ子	脱脂綿
歌手	唇の色	寒い朝	だんだん畑	山ごもり	無人島	経歴	育児不安
事例	耳栓	カテゴリー	雨模様	意見交換	まぼろし	脳内伝達	ジャム
サバイバル	昏睡	補償	集中力	条件反射	和尚	結婚	手がかり
偏差値	脅し文句	薬物	同様	音楽演奏	かるた	符合化	お経
お笑い	絵の模様	余暇	成熟	迷路	遙か彼方	お手伝い	くさび型文字

水曜日の練習5　絵につけた言葉　（5分）

次の絵につけた3つの言葉を覚えましょう。声を出して書いて覚えてましょう。後で思い出して書いていただきます。

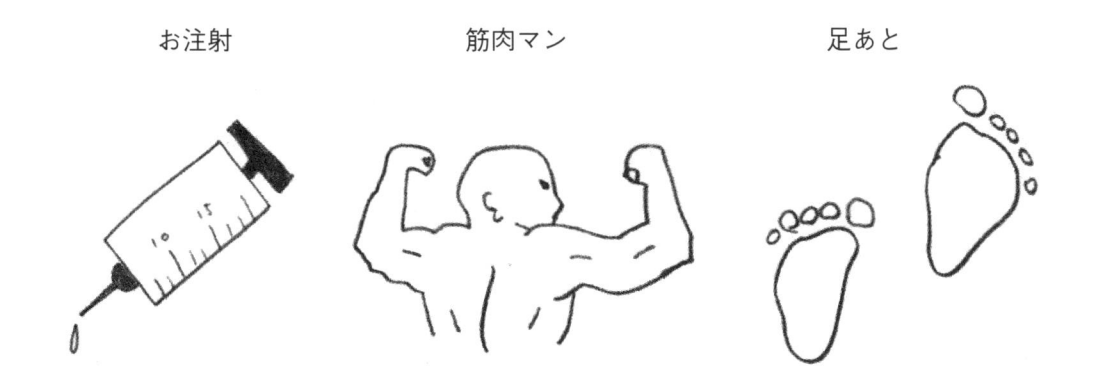

お注射　　　　　　　筋肉マン　　　　　　　足あと

水曜日の練習6　絵につけた文章（5分）

次の絵につけた文章を覚えましょう。声を出して書いて覚えてましょう。後で思い出して書いていただきます。

「いやなことでもあったのかな」

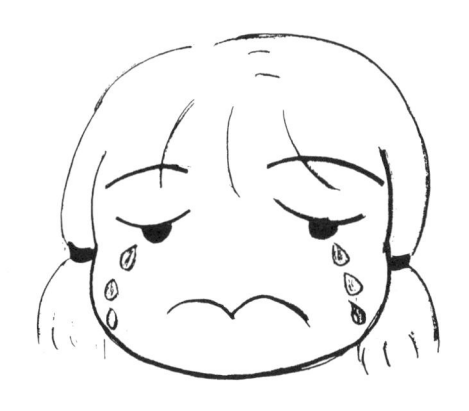

水曜日の練習7　絵につけた言葉の思い出し（5分）

次の絵についていた3つの言葉を思い出して書きましょう。

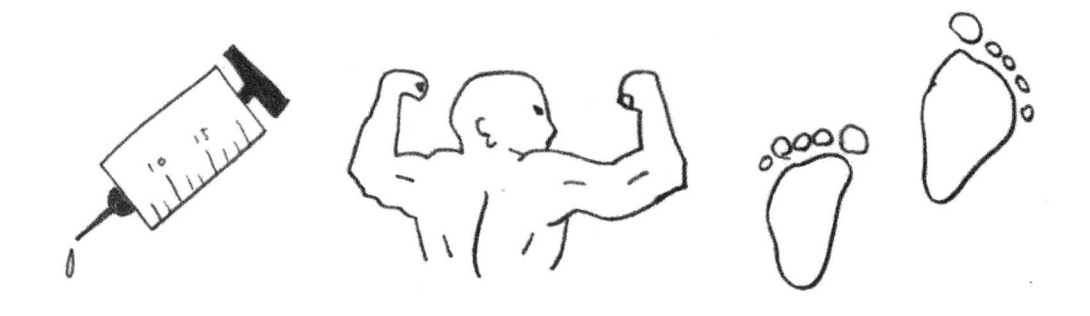

水曜日の練習8　絵につけた文章の思い出し（5分）

次の絵についていた文章を思い出して書きましょう。

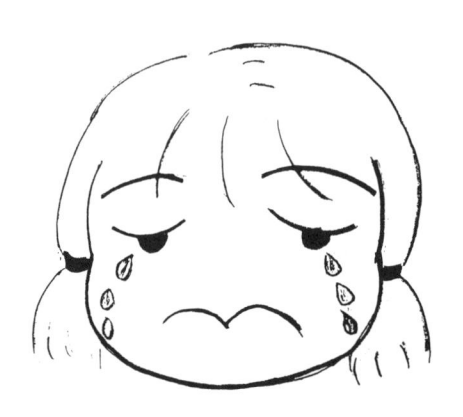

水曜日の練習9　あいうえおで覚える（2）（10分）

次に、「あいうえお」で始まる言葉があります。その言葉を声に出し、書いて覚えましょう。後で思い出して書いていただきます。

あ　で始まる言葉　　アトリエ

い　で始まる言葉　　言いなり

う　で始まる言葉　　浮世絵

え　で始まる言葉　　縁結び

お　で始まる言葉　　折り紙

水曜日の練習10　4つの言葉（2）（5分）

次の4つの言葉を、声に出して書いて覚えましょう。次ページのたくさんの言葉から選んでいただきます。

棒立ち

入口

文字盤

白菜

水曜日の練習11　あいうえおで覚える（2）の思い出し（5分）

さきほど覚えた「あいうえお」で始まる言葉を思い出して書きましょう。

あ　で始まる言葉

い　で始まる言葉

う　で始まる言葉

え　で始まる言葉

お　で始まる言葉

水曜日の練習12　4つの言葉（2）の思い出し（5分）

次の言葉のなかで、あなたが練習10で覚えた4つの言葉に○をつけましょう。

コンチェルト	棒立ち	桔梗の花	涙の橋	恩返し	運河	鴨南蛮	紫陽花
亀の子だわし	帽子	庭いじり	桃太郎	蛍狩り	演奏会	金魚	夏休み
含み笑い	鮭弁当	足元	醤油	駅弁	白菜	稲穂	散歩	放浪記
時計	島流し	鰹節	銀色	詰め襟	星くず	松茸ご飯	半畳	発車時間
正座	雪かき	入り口	鯛焼き	駅伝	豚汁	猫自慢	つばめの巣	地蔵
山脈	文字盤	蜘蛛	紙芝居	屋根	足首	身軽な動作	から傘

水曜日の練習13　絵につけた言葉の再度の思い出し（5分）

次の絵についていた3つの言葉を思い出して、余白に書きましょう。

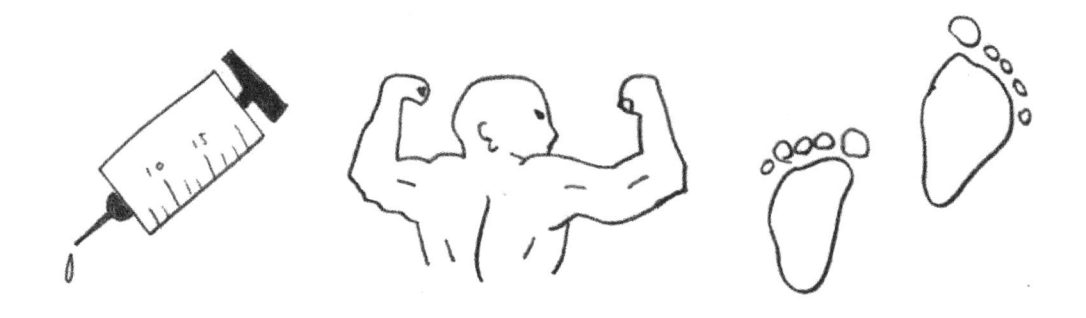

水曜日の練習14　絵につけた文章の再度の思い出し（5分）

次の絵についていた文章を思い出して、余白に書きましょう。

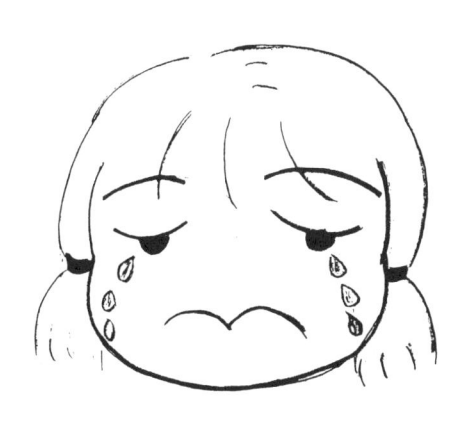

水曜日の練習の自己採点

あなたの思い出しは、100点満点でそれぞれ何点くらいと思いますか？
　　あいうえおの言葉の思い出し　　　　　　　　　　　点
　　4つの言葉の思い出し　　　　　　　　　　　　　　点
　　絵についた言葉の思い出し　　　　　　　　　　　　点
　　絵についた文章の思い出し　　　　　　　　　　　　点

人の名前を覚えるのは、とくいですか？
（　得意だ　・　まあまあ得意　・　ふつう　・　すこし苦手　・　かなり苦手　）

記憶の練習を行ってみた感想はどうでしたか？　いくつでも○をつけましょう。
　1．面白かった
　2．面白かったが、疲れた
　3．あまり面白くなかった
　4．簡単だった
　5．難しさは、ちょうどよかった
　6．難しかった
　7．量はちょうど良かった
　8．量は少なかった
　9．量が多かった
　10．誰かといっしょにやると、もっと楽しいだろうなと思った

その他、あなたがこの練習で気づいたことを書きましょう。

木曜日の練習　準備するもの：鉛筆かペン、国語の辞書

木曜日の練習1　あいうえおで覚える（1）（10分）

次に、「あいうえお」で始まる言葉があります。その言葉を声に出し、書いて覚えましょう。後で思い出して書いていただきます。

あ　で始まる言葉　　アジサイ

い　で始まる言葉　　犬

う　で始まる言葉　　打ち合わせ

え　で始まる言葉　　炎天下

お　で始まる言葉　　音波

木曜日の練習2　4つの言葉（1）（5分）

次の4つの言葉を、声に出して書いて覚えましょう。次ページのたくさんの言葉から選んでいただきます。

扇子

ゼラチン

不自然

歌手

木曜日の練習3　あいうえおで覚える（1）の思い出し（5分）

さきほど覚えた「あいうえお」で始まる言葉を思い出して書きましょう。

あ　で始まる言葉

い　で始まる言葉

う　で始まる言葉

え　で始まる言葉

お　で始まる言葉

木曜日の練習4　4つの言葉（1）の思い出し（5分）

次の言葉のなかで、あなたが練習2で覚えた4つの言葉に○をつけましょう。

通信技師　　菓子折　　雨風　　戦車　　人違い　　猫の足　　甥っ子　　アスベスト
歌手　　カテゴリー　　音信不通　　まぼろし　　脳しんとう　　ゼラチン　　宣伝課題
昏睡　　補償　　集中力　　条件反射　　演習再開　　結婚　　もみじ饅頭　　手がかり
推理　　セロファン　　馬車　　江戸時代　　犬猫　　単独走行　　隔離　　お笑い　　余暇
成熟　　迷路　　霊媒　　通信簿　　ひまわり　　絵文字　　睡蓮　　殿下　　好奇心
不自然　　乗り越える　　白壁　　リンゴジュース　　扇子　　手腕　　物語　　憧れ

木曜日の練習5　絵につけた言葉　（5分）

次の絵につけた3つの言葉を覚えましょう。声を出して書いて覚えてましょう。後で思い出して書いていただきます。

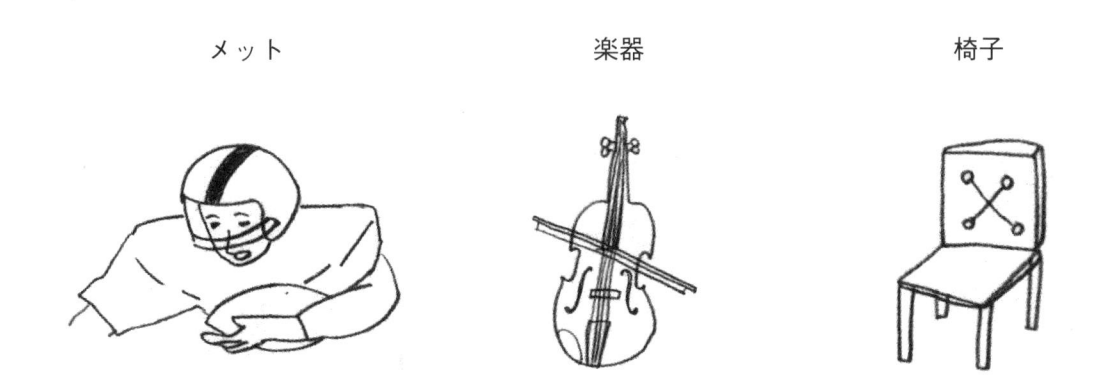

メット　　　　　　　楽器　　　　　　　椅子

木曜日の練習6　絵につけた文章（5分）

次の絵につけた文章を覚えましょう。声を出して書いて覚えてましょう。後で思い出して書いていただきます。

「豚にネックレス、似合うかな？」

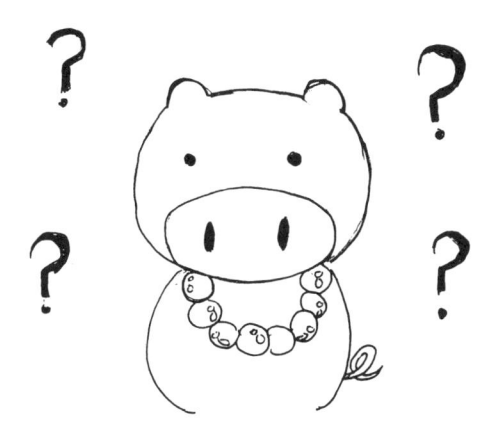

木曜日の練習7　絵につけた言葉の思い出し（5分）

次の絵についていた3つの言葉を思い出して書きましょう。

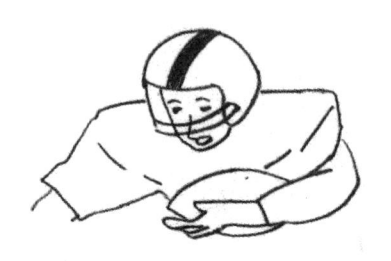

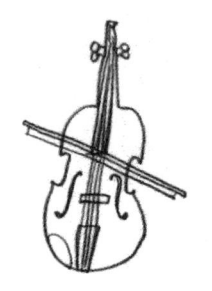

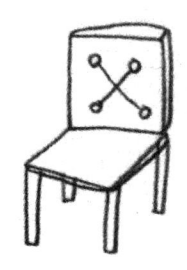

木曜日の練習8　絵につけた文章の思い出し（5分）

次の絵についていた文章を思い出して書きましょう。

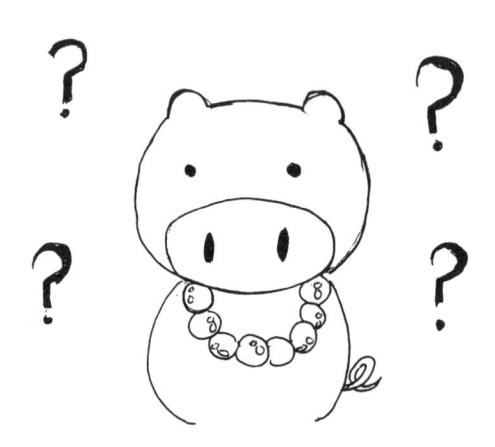

木曜日の練習9　あいうえおで覚える（2）（10分）

次に、「あいうえお」で始まる言葉があります。その言葉を声に出し、書いて覚えましょう。後で思い出して書いていただきます。

あ　で始まる言葉　　　アカシア

い　で始まる言葉　　　胃

う　で始まる言葉　　　梅干し

え　で始まる言葉　　　演劇

お　で始まる言葉　　　お祭り

木曜日の練習10　4つの言葉（2）（5分）

次の4つの言葉を、声に出して書いて覚えましょう。次ページのたくさんの言葉から選んでいただきます。

山羊

正座

やましさ

オリンピック

木曜日の練習11　あいうえおで覚える（2）の思い出し（5分）

さきほど覚えた「あいうえお」で始まる言葉を思い出して書きましょう。

あ　で始まる言葉

い　で始まる言葉

う　で始まる言葉

え　で始まる言葉

お　で始まる言葉

木曜日の練習12　4つの言葉（2）の思い出し（5分）

次の言葉のなかで、あなたが練習10で覚えた4つの言葉に○をつけましょう。

猿人	薔薇	山羊	白樺	家庭	紫陽花	駅前十字路	水蜜桃	白い羽
秋風	蛍狩り	虫取り網	金魚	案山子	幽霊	百合	小僧	干し柿
森林	鳥かご	菖蒲	かえで	夏休み	自然	やましさ	痛み止め	菊
襟元	駅弁大会	足の注射	散歩	放浪記	朱鷺	野菜炒め	銀色の靴	
バーベル	お祭り騒ぎ	半畳	睡連	正座	埋め戻し	鯛焼き	駅伝	豚汁
写真家	オリンピック	からっぽ	相談	郵便	歴史学者	花瓶		

木曜日の練習13　絵につけた言葉の再度の思い出し（5分）

次の絵についていた3つの言葉を思い出して、余白に書きましょう。

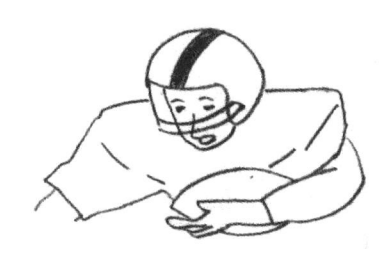

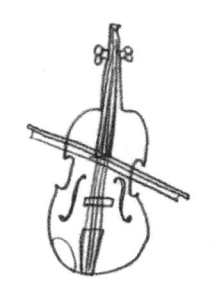

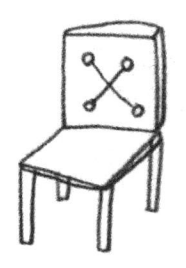

木曜日の練習14　絵につけた文章の再度の思い出し（5分）

次の絵についていた文章を思い出して、余白に書きましょう。

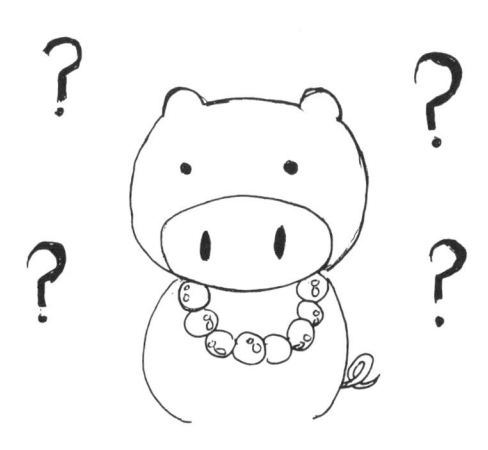

木曜日の練習の自己採点

あなたの思い出しは、100点満点でそれぞれ何点くらいと思いますか？
　　あいうえおの言葉の思い出し　　　　　　　　　点
　　4つの言葉の思い出し　　　　　　　　　　　　点
　　絵についた言葉の思い出し　　　　　　　　　　点
　　絵についた文章の思い出し　　　　　　　　　　点

約束を忘れることはありますか？
（　けっこうある　・　ときどきある　・　たまにある　・　ほとんどない　）

記憶の練習を行ってみた感想はどうでしたか？　いくつでも○をつけましょう。
　1．面白かった
　2．面白かったが、疲れた
　3．あまり面白くなかった
　4．簡単だった
　5．難しさは、ちょうどよかった
　6．難しかった
　7．量はちょうど良かった
　8．量は少なかった
　9．量が多かった
　10．誰かといっしょにやると、もっと楽しいだろうなと思った

その他、あなたがこの練習で気づいたことを書きましょう。

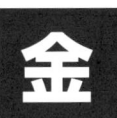

金曜日の練習　準備するもの：鉛筆かペン、国語の辞書

金曜日の練習1　あいうえおで覚える（1）（10分）

次に、「あいうえお」で始まる言葉があります。その言葉を声に出し、書いて覚えましょう。後で思い出して書いていただきます。

あ　で始まる言葉　　安心

い　で始まる言葉　　印刷

う　で始まる言葉　　歌

え　で始まる言葉　　絵はがき

お　で始まる言葉　　お守り

金曜日の練習2　4つの言葉（1）（5分）

次の4つの言葉を、声に出して書いて覚えましょう。次ページのたくさんの言葉から選んでいただきます。

カテゴリー

反射的

偏差値

レモンの木

金曜日の練習3　あいうえおで覚える（1）の思い出し（5分）

さきほど覚えた「あいうえお」で始まる言葉を思い出して書きましょう。

あ　で始まる言葉

い　で始まる言葉

う　で始まる言葉

え　で始まる言葉

お　で始まる言葉

金曜日の練習4　4つの言葉（1）の思い出し（5分）

次の言葉のなかで、あなたが練習2で覚えた4つの言葉に○をつけましょう。

セーフ　　マラカス　　歳暮　　工場長　　ガラス工芸品　　そば打ち　　骨折　　歌手
唇の色　　松ぼっくり　　立派さ　　叱咤激励　　鉄塔　　学歴不問　　レモンの木
頬　　色どり　　カテゴリー　　唐草模様　　耳鳴り　　セバスチャン　　反射的　　葛藤
結婚　　雪だるま　　手がかり　　偏差値　　威嚇　　内回り　　中学校校長　　風邪
歌合わせ　　符合化　　運動靴　　柔軟性　　推理　　押し合い　　もろみ　　序破急
寒がり　　遠慮がち　　隔離　　寒ぶり　　卵焼き　　ほのぼの　　散弾銃　　夏休み

金曜日の練習5　絵につけた言葉　（5分）

次の絵につけた3つの言葉を覚えましょう。声を出して書いて覚えてましょう。後で思い出して書いていただきます。

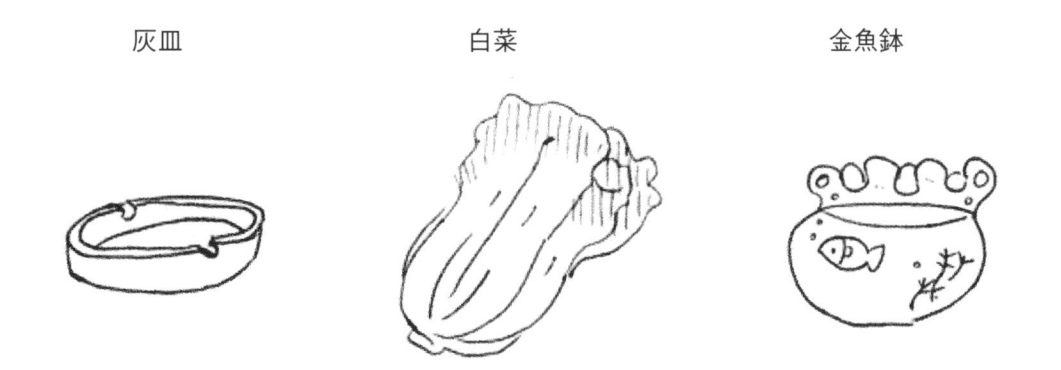

灰皿　　　　　　白菜　　　　　　金魚鉢

金曜日の練習6　絵につけた文章（5分）

次の絵につけた文章を覚えましょう。声を出して書いて覚えてましょう。後で思い出して書いていただきます。

「サンタさんが来てくれたね」

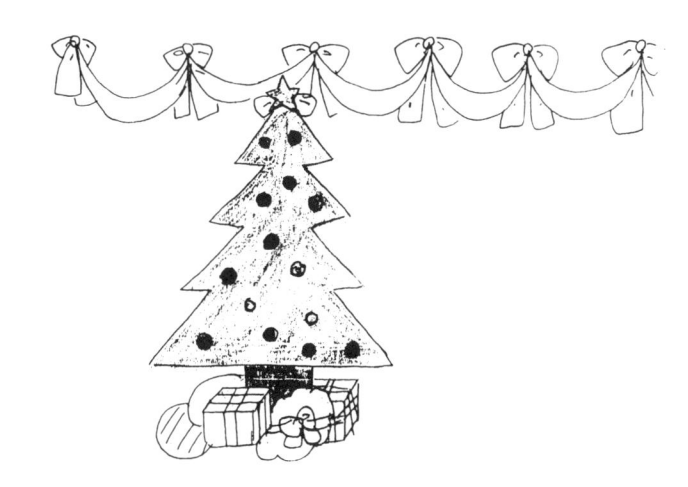

金曜日の練習7　絵につけた言葉の思い出し（5分）

次の絵についていた3つの言葉を思い出して書きましょう。

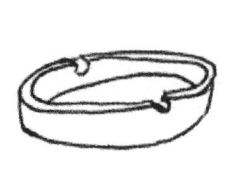

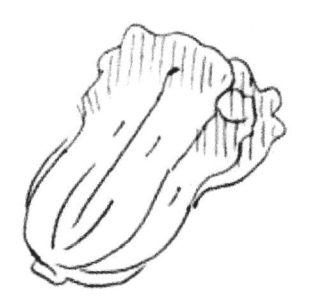

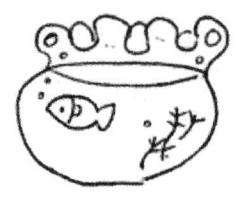

金曜日の練習8　絵につけた文章の思い出し（5分）

次の絵についていた文章を思い出して書きましょう。

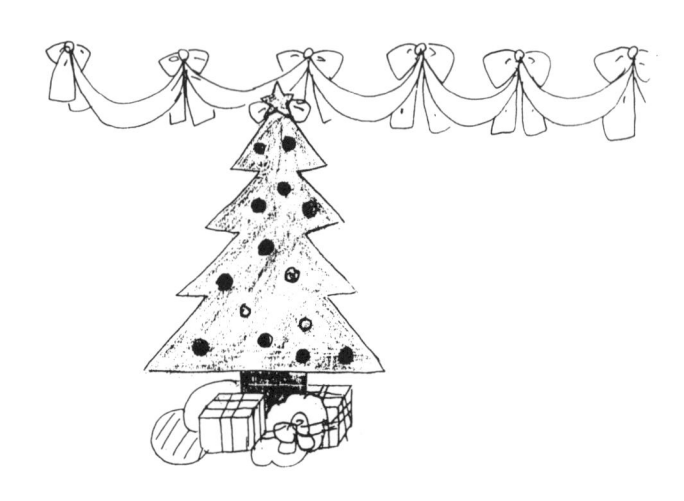

金曜日の練習9　あいうえおで覚える（2）（10分）

次に、「あいうえお」で始まる言葉があります。その言葉を声に出し、書いて覚えましょう。後で思い出して書いていただきます。

あ　で始まる言葉　　アリジゴク

い　で始まる言葉　　石うす

う　で始まる言葉　　打ち切り

え　で始まる言葉　　干支（えと）

お　で始まる言葉　　奥様

金曜日の練習10　4つの言葉（2）（5分）

次の4つの言葉を、声に出して書いて覚えましょう。次ページのたくさんの言葉から選んでいただきます。

ブリザード

切り身

桜並木

駅前

金曜日の練習11　あいうえおで覚える（2）の思い出し（5分）

さきほど覚えた「あいうえお」で始まる言葉を思い出して書きましょう。

あ　で始まる言葉

い　で始まる言葉

う　で始まる言葉

え　で始まる言葉

お　で始まる言葉

金曜日の練習12　4つの言葉（2）の思い出し（5分）

次の言葉のなかで、あなたが練習10で覚えた4つの言葉に○をつけましょう。

舌打ち	上り調子	奥座敷	雲海	滑り台	パチンコ台	モノレール	模様
さめ肌	家庭的	炒り豆	紫陽花	トリック	ハレルヤ	桃太郎	蛍狩り
ぶり返し	やぶ医者	切り身	百合の花	門前小僧	干し柿	やかん	お茶
道ばた	少年時代	正座	雪かき	扇子	たこ焼き	リレー競技	豚汁
あり地獄	桜並木	君子豹変	山脈	郵便局	骨密度	木の葉	紙芝居
銅像	駅前	エスカレーター	けが	スイカ割り	ブリザート	平安時代	

金曜日の練習13　絵につけた言葉の再度の思い出し（5分）

次の絵についていた3つの言葉を思い出して、余白に書きましょう。

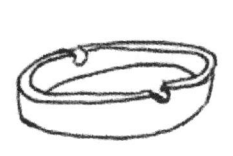

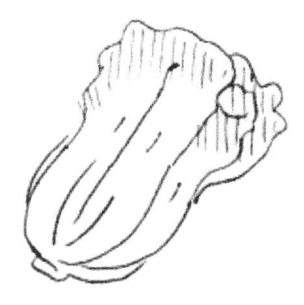

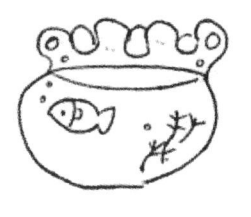

金曜日の練習14　絵につけた文章の再度の思い出し（5分）

次の絵についていた文章を思い出して、余白に書きましょう。

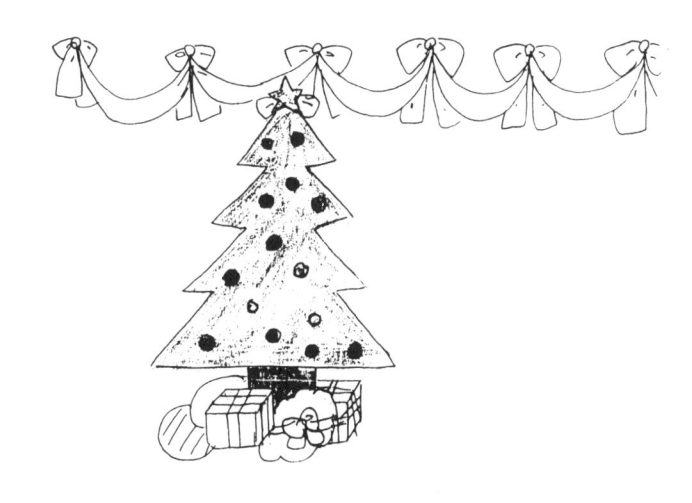

金曜日の練習の自己採点

あなたの思い出しは、100点満点でそれぞれ何点くらいと思いますか？
　　あいうえおの言葉の思い出し　　　　　　　　　　点
　　4つの言葉の思い出し　　　　　　　　　　　　　点
　　絵についた言葉の思い出し　　　　　　　　　　　点
　　絵についた文章の思い出し　　　　　　　　　　　点

最近のニュースを覚えていられますか？
（　よく覚えている　・　少し忘れてしまう　・　かなり忘れてしまう　）

記憶の練習を行ってみた感想はどうでしたか？　いくつでも○をつけましょう。
　1．面白かった
　2．面白かったが、疲れた
　3．あまり面白くなかった
　4．簡単だった
　5．難しさは、ちょうどよかった
　6．難しかった
　7．量はちょうど良かった
　8．量は少なかった
　9．量が多かった
　10．誰かといっしょにやると、もっと楽しいだろうなと思った

その他、あなたがこの練習で気づいたことを書きましょう。

（第2週）

月

月曜日の練習　準備するもの：鉛筆かペン、国語の辞書

月曜日の練習1　かきくけこで覚える（1）（10分）

次に、「かきくけこ」で始まる言葉があります。その言葉を声に出し、書いて覚えましょう。後で思い出して書いていただきます。

か　で始まる言葉　　かわいい

き　で始まる言葉　　きつね

く　で始まる言葉　　雲

け　で始まる言葉　　剣山

こ　で始まる言葉　　こども

月曜日の練習2　5つの言葉（1）（5分）

次の5つの言葉を、声に出して書いて覚えましょう。次ページのたくさんの言葉から選んでいただきます。

洗面所

こまどり

ドアノブ

手洗い

のり弁当

月曜日の練習3　かきくけこで覚える（1）の思い出し（5分）

さきほど覚えた「かきくけこ」で始まる言葉を思い出して書きましょう。

か　で始まる言葉

き　で始まる言葉

く　で始まる言葉

け　で始まる言葉

こ　で始まる言葉

月曜日の練習4　5つの言葉（1）の思い出し（5分）

次の言葉のなかで、あなたが練習2で覚えた5つの言葉に○をつけましょう。

銭湯　　こめかみ　　子供たち　　喧噪　　用例集　　きつねうどん　　ドラマ仕立て
雲隠れ　　蕎麦屋　　母親　　こまどり　　記念碑　　けが一生　　器楽曲　　のぼり
高山列車　　セミ捕り　　顔立ち　　クッキング　　黒砂糖　　ルンバ　　無法松　　車線
チョーク　　花びら　　山の手通り　　大事故　　首の痛み　　パスタランチ　　のり弁当
手洗い　　ブティック　　くせ字　　嘘つき　　ドアノブ　　乗車口　　喧嘩さわぎ
名札　　経験不足　　救急外来　　エビフライ　　洗面所　　かき氷　　気まぐれ　　唇

48

月曜日の練習5　絵につけた言葉　（5分）

次の絵につけた3つの言葉を覚えましょう。声を出して書いて覚えてましょう。後で思い出して書いていただきます。

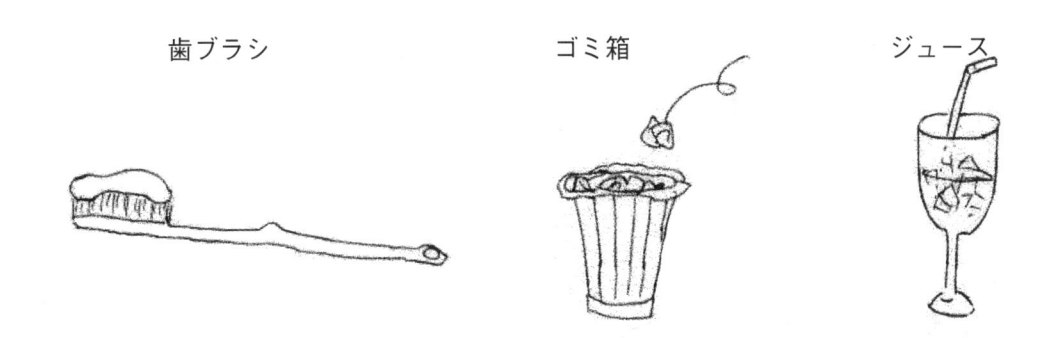

歯ブラシ　　　　　ゴミ箱　　　　　ジュース

月曜日の練習6　絵につけた文章（5分）

次の絵につけた文章を覚えましょう。声を出して書いて覚えてましょう。後で思い出して書いていただきます。

「コーヒーもう一杯くれないかな？」

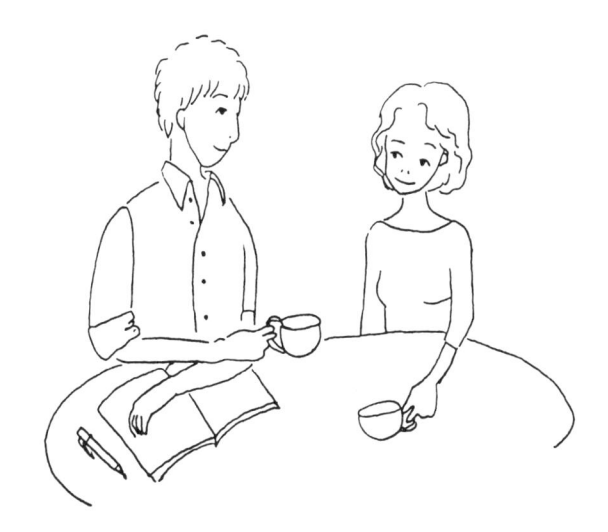

月曜日の練習7　絵につけた言葉の思い出し（5分）

次の絵についていた3つの言葉を思い出して書きましょう。

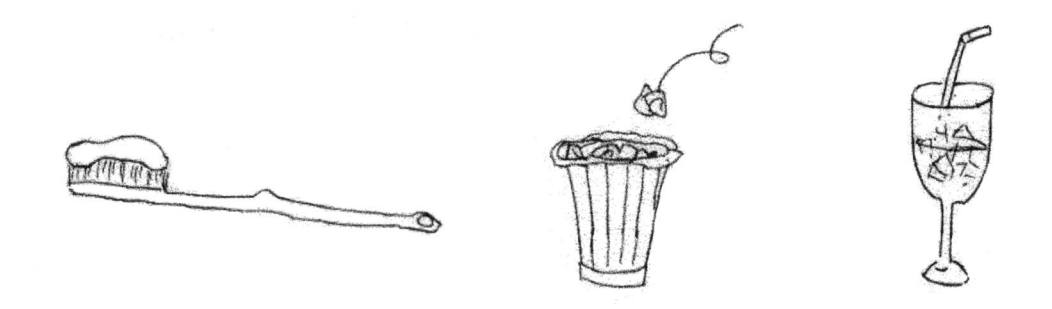

月曜日の練習8　絵につけた文章の思い出し（5分）

次の絵についていた文章を思い出して書きましょう。

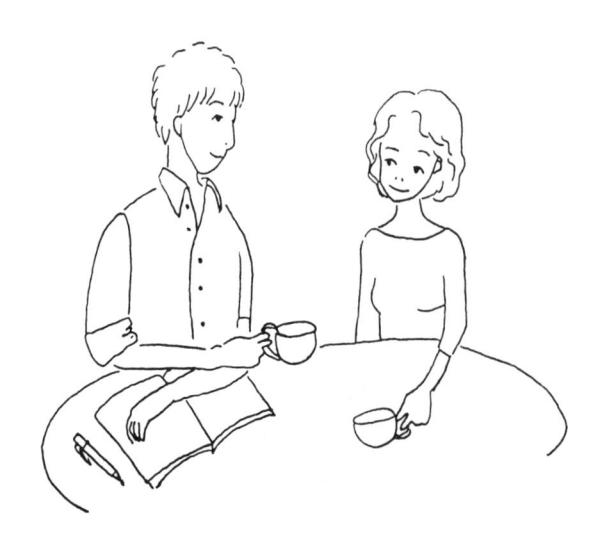

月曜日の練習9　かきくけこで覚える（2）（10分）

次に、「かきくけこ」で始まる言葉があります。その言葉を声に出し、書いて覚えましょう。
後で思い出して書いていただきます。

か　で始まる言葉　　　皮

き　で始まる言葉　　　金星

く　で始まる言葉　　　熊

け　で始まる言葉　　　警察

こ　で始まる言葉　　　コーヒー

月曜日の練習10　5つの言葉（2）（5分）

次の5つの言葉を、声に出して書いて覚えましょう。次ページのたくさんの言葉から選んでいただきます。

漫談

ゲルマン

トマトピューレ

革細工

ブランコ

月曜日の練習11　かきくけこで覚える（2）の思い出し（5分）

さきほど覚えた「かきくけこ」で始まる言葉を思い出して書きましょう。

か　で始まる言葉

き　で始まる言葉

く　で始まる言葉

け　で始まる言葉

こ　で始まる言葉

月曜日の練習12　5つの言葉（2）の思い出し（5分）

次の言葉のなかで、あなたが練習10で覚えた5つの言葉に○をつけましょう。

女性　　足ふき　　のら猫　　漫談　　テレビ番組　　砂糖菓子　　ほら貝　　みみずく
くまのい　　相続　　波止場　　革靴　　とかげ　　トマトピューレ　　金銭　　専門　　大福
警察隊　　ドイツ　　こねねずみ　　情熱　　汽笛　　サバンナ　　晴れ間　　グライダー
五月雨　　鬼門　　経験不足　　缶蹴り　　原則　　行動指針　　こまどり　　検討会
鉄道警察　　恋文　　金属製　　ゲルマン　　疎開体験　　航海日誌　　足場　　万歳三唱
ブランコ　　革細工　　ハンカチ　　堅実　　気分上々　　仏教　　花売り

月曜日の練習13　絵につけた言葉の再度の思い出し（5分）

次の絵についていた3つの言葉を思い出して、余白に書きましょう。

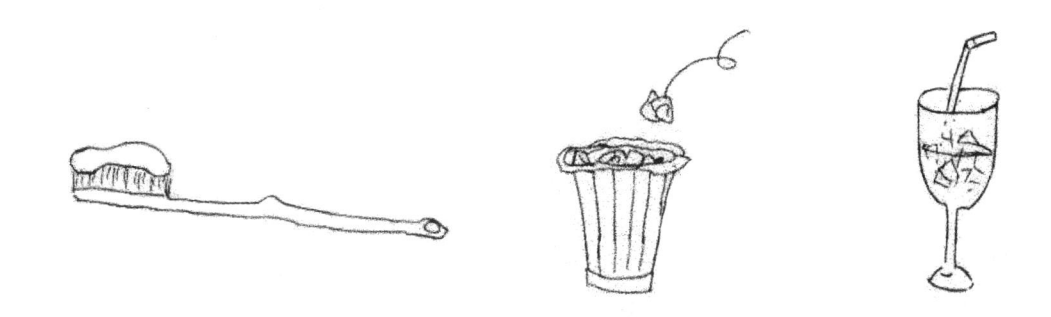

月曜日の練習14　絵につけた文章の再度の思い出し（5分）

次の絵についていた文章を思い出して、余白に書きましょう。

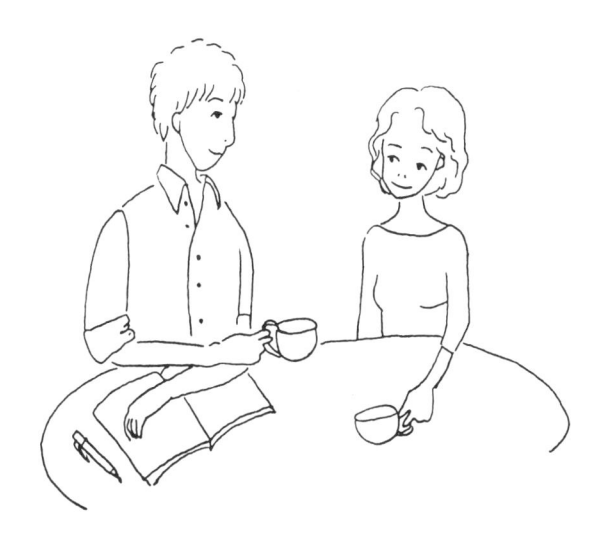

月曜日の練習の自己採点

あなたの思い出しは、100点満点でそれぞれ何点くらいと思いますか？
　　かきくけこの言葉の思い出し　　　　　　　　　点
　　5つの言葉の思い出し　　　　　　　　　　　　点
　　絵についた言葉の思い出し　　　　　　　　　　点
　　絵についた文章の思い出し　　　　　　　　　　点

あなたの日常生活での、もの忘れ防止法を3つ以上書きましょう。

　1)

　2)

　3)

その他、あなたがこの練習で気づいたことを書きましょう。

火曜日の練習　　準備するもの：鉛筆かペン、国語の辞書

火曜日の練習1　　かきくけこで覚える（1）（10分）

次に、「かきくけこ」で始まる言葉があります。その言葉を声に出し、書いて覚えましょう。後で思い出して書いていただきます。

か　で始まる言葉　　果汁

き　で始まる言葉　　キーパー

く　で始まる言葉　　草笛

け　で始まる言葉　　ケチ

こ　で始まる言葉　　今年

火曜日の練習2　　5つの言葉（1）（5分）

次の5つの言葉を、声に出して書いて覚えましょう。次ページのたくさんの言葉から選んでいただきます。

三年五組

すねかじり

デーモン

釘打ち

空転

火曜日の練習3　かきくけこで覚える（1）の思い出し（5分）

さきほど覚えた「かきくけこ」で始まる言葉を思い出して書きましょう。

か　で始まる言葉

き　で始まる言葉

く　で始まる言葉

け　で始まる言葉

こ　で始まる言葉

火曜日の練習4　5つの言葉（1）の思い出し（5分）

次の言葉のなかで、あなたが練習2で覚えた5つの言葉に○をつけましょう。

クマバチ	果汁	ベルベット	義理堅い	振り袖	ことわざ	二月	巨人
こおろぎ	釘打ち	飛行機	クォーツ	憲法記念日	空転	カソリック	献杯
国分寺	石垣	ごぼう	涙もろさ	漁村	お嫁さん	近代	口笛
元気いっぱい	住所	ポトス	幅広	すねかじり	涙腺	砂漠	口頭試問
デーモン	放漫経営	香典	なぞなぞ	緑色	表示案内	靴箱	扁桃腺
栽培	三年五組	カトレア	少女	運転免許	しらかば	百葉箱	飼い猫

火曜日の練習5　絵につけた言葉　（5分）

次の絵につけた3つの言葉を覚えましょう。声を出して書いて覚えてましょう。後で思い出して書いていただきます。

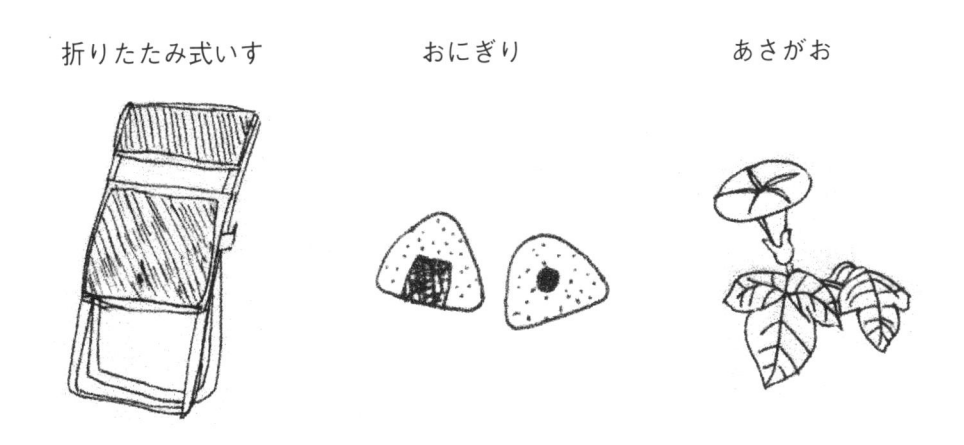

折りたたみ式いす　　　おにぎり　　　あさがお

火曜日の練習6　絵につけた文章（5分）

次の絵につけた文章を覚えましょう。声を出して書いて覚えてましょう。後で思い出して書いていただきます。

「おまえにも本を読んでやろうか？」

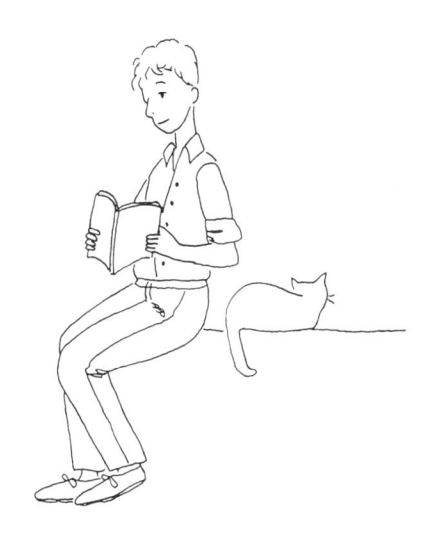

火曜日の練習7　絵につけた言葉の思い出し（5分）

次の絵についていた3つの言葉を思い出して書きましょう。

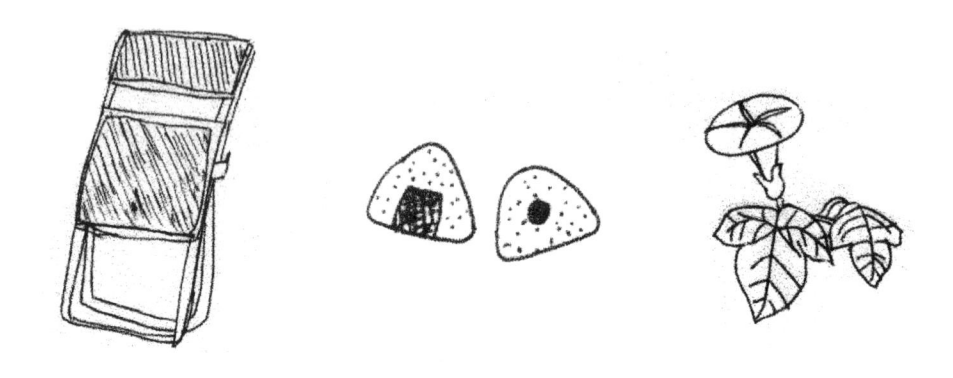

火曜日の練習8　絵につけた文章の思い出し（5分）

次の絵についていた文章を思い出して書きましょう。

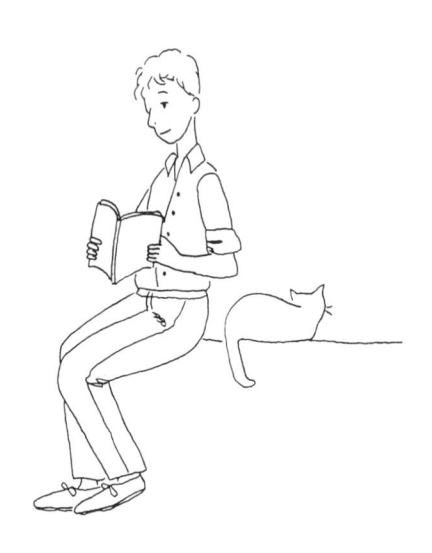

火曜日の練習9　　かきくけこで覚える（2）（10分）

次に、「かきくけこ」で始まる言葉があります。その言葉を声に出し、書いて覚えましょう。後で思い出して書いていただきます。

か　で始まる言葉　　　カジノ

き　で始まる言葉　　　危険

く　で始まる言葉　　　口紅

け　で始まる言葉　　　競輪

こ　で始まる言葉　　　戸籍

火曜日の練習10　　5つの言葉（2）（5分）

次の5つの言葉を、声に出して書いて覚えましょう。次ページのたくさんの言葉から選んでいただきます。

こだま

マイクロフォン

シャッポ

地味

放射冷却

火曜日の練習11　かきくけこで覚える（2）の思い出し（5分）

さきほど覚えた「かきくけこ」で始まる言葉を思い出して書きましょう。

か　で始まる言葉

き　で始まる言葉

く　で始まる言葉

け　で始まる言葉

こ　で始まる言葉

火曜日の練習12　5つの言葉（2）の思い出し（5分）

次の言葉のなかで、あなたが練習10で覚えた5つの言葉に○をつけましょう。

グリア細胞　　放送部　　さいはて　　とげ　　県立高　　肥沃　　グラウンド　　砂粒
首飾り　　女神伝説　　夏休み　　プランタン　　北斗七星　　木々　　こだま
競馬森の道　　歌手　　苦しみ　　機関車　　星くず　　グルコース　　検討会　　放射冷却
蝉時雨　　シャッポ　　灰皿　　高校時代　　マインド　　逆上がり　　絹糸　　手荷物
大通り　　邪魔　　大福もち　　地味　　トマトピューレ　　端境期　　森林浴　　花壇
かきあげ丼　　家電製品　　れんこん　　マイクロフォン　　灯台　　レバニラ炒め

火曜日の練習13　絵につけた言葉の再度の思い出し（5分）

次の絵についていた3つの言葉を思い出して、余白に書きましょう。

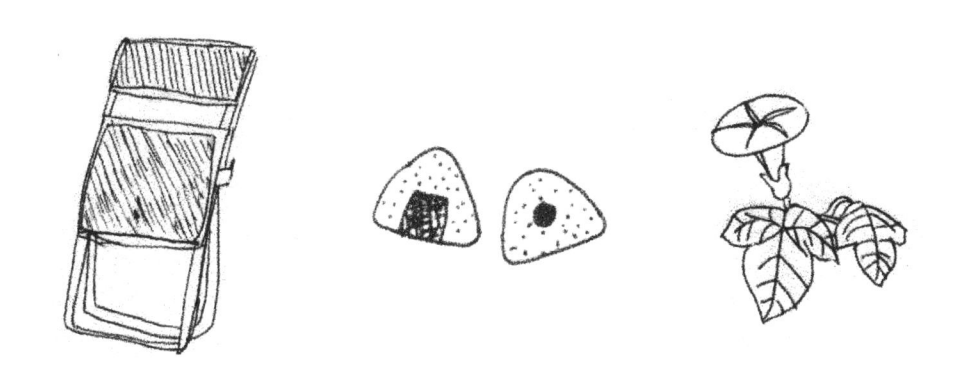

火曜日の練習14　絵につけた文章の再度の思い出し（5分）

次の絵についていた文章を思い出して、余白に書きましょう。

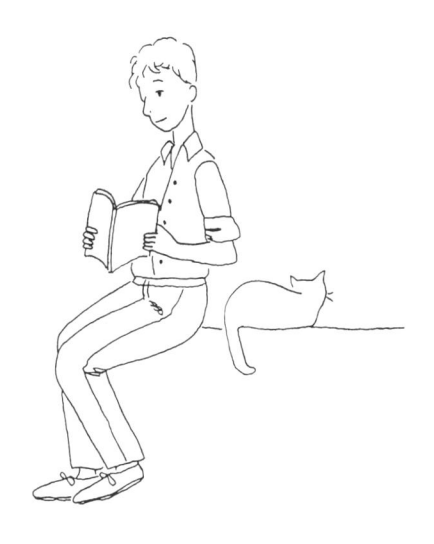

火曜日の練習の自己採点

あなたの思い出しは、100点満点でそれぞれ何点くらいと思いますか？
　　かきくけこの言葉の思い出し　　　　　　　　点
　　5つの言葉の思い出し　　　　　　　　　　　点
　　絵についた言葉の思い出し　　　　　　　　　点
　　絵についた文章の思い出し　　　　　　　　　点

あなたの日常生活での、もの忘れ防止法を3つ以上書きましょう。

　　1)

　　2)

　　3)

その他、あなたがこの練習で気づいたことを書きましょう。

水曜日の練習　準備するもの：鉛筆かペン、国語の辞書

水曜日の練習1　かきくけこで覚える（1）（10分）

次に、「かきくけこ」で始まる言葉があります。その言葉を声に出し、書いて覚えましょう。後で思い出して書いていただきます。

か　で始まる言葉　　カイロ

き　で始まる言葉　　季節

く　で始まる言葉　　クーポン

け　で始まる言葉　　ケーキ

こ　で始まる言葉　　交番

水曜日の練習2　5つの言葉（1）（5分）

次の5つの言葉を、声に出して書いて覚えましょう。次ページのたくさんの言葉から選んでいただきます。

サマータイム

数式

毛管

陣中見舞い

渋谷駅

水曜日の練習3　かきくけこで覚える（1）の思い出し（5分）

さきほど覚えた「かきくけこ」で始まる言葉を思い出して書きましょう。

か　で始まる言葉

き　で始まる言葉

く　で始まる言葉

け　で始まる言葉

こ　で始まる言葉

水曜日の練習4　5つの言葉（1）の思い出し（5分）

次の言葉のなかで、あなたが練習2で覚えた5つの言葉に○をつけましょう。

奇問難問　　婚約会見　　ノートルダム　　訪問看護　　木枯らし　　カイロ　　数式
サマータイム　　くさび　　七草がゆ　　結婚式　　損害　　こけら落とし　　泣き虫
切り上げ　　砂場　　タンバリン　　博物館　　内緒話　　酢の物　　巨峰　　ランナー
人体　　足跡　　ベル　　問答　　コンクリート　　陣中見舞い　　シーツ　　交差点
調査研究　　ナルコレプシー　　毛管　　脱退届け　　情緒不安定　　渋谷駅　　スプーン
絹糸　　催事場　　エスカレーター　　真相　　のりしろ　　羽音　　情報部　　砂場

水曜日の練習5　絵につけた言葉　（5分）

次の絵につけた3つの言葉を覚えましょう。声を出して書いて覚えてましょう。後で思い出して書いていただきます。

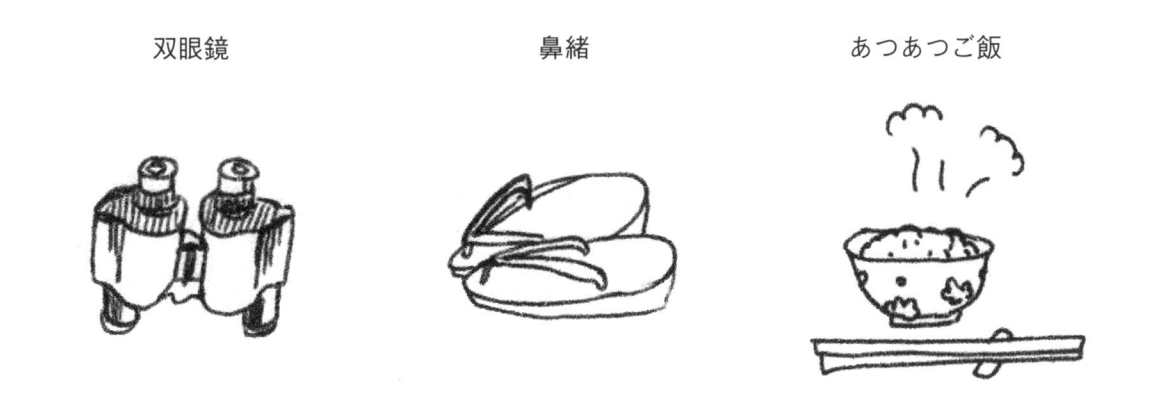

双眼鏡　　　　　　　　鼻緒　　　　　　　　あつあつご飯

水曜日の練習6　絵につけた文章（5分）

次の絵につけた文章を覚えましょう。声を出して書いて覚えてましょう。後で思い出して書いていただきます。

「この歌、どこかで聴いたことがある」

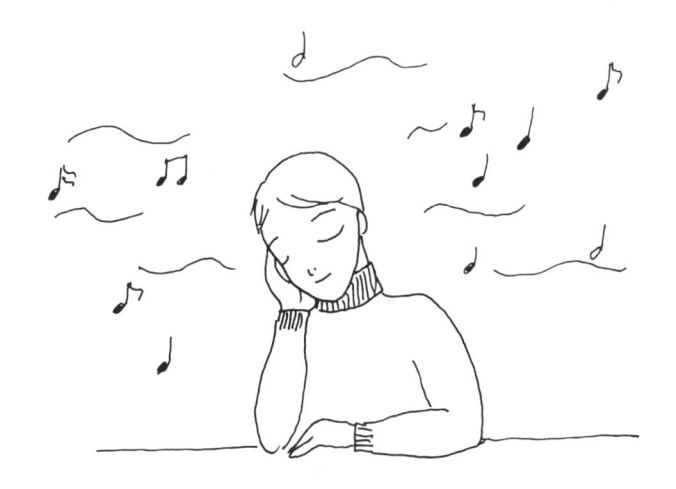

水曜日の練習7　絵につけた言葉の思い出し（5分）

次の絵についていた3つの言葉を思い出して書きましょう。

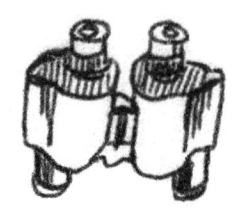

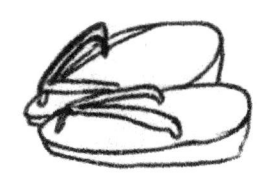

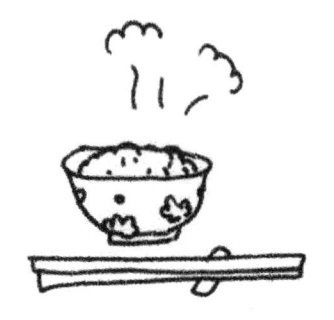

水曜日の練習8　絵につけた文章の思い出し（5分）

次の絵についていた文章を思い出して書きましょう。

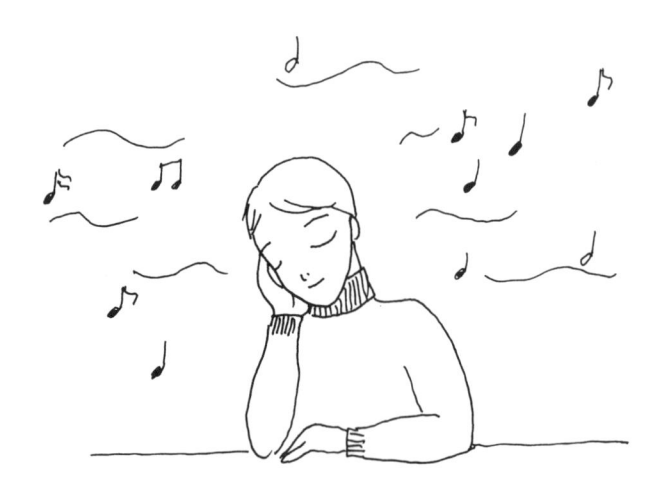

水曜日の練習9　かきくけこで覚える（2）（10分）

次に、「かきくけこ」で始まる言葉があります。その言葉を声に出し、書いて覚えましょう。
後で思い出して書いていただきます。

か　で始まる言葉　　　かまぼこ

き　で始まる言葉　　　きゅうり

く　で始まる言葉　　　苦しみ

け　で始まる言葉　　　遣唐使

こ　で始まる言葉　　　コート

水曜日の練習10　5つの言葉（2）（5分）

次の5つの言葉を、声に出して書いて覚えましょう。次ページのたくさんの言葉から選んでいただきます。

卵とじ

菊の花

マッサージ

細い枝

建築家

水曜日の練習11　かきくけこで覚える（2）の思い出し（5分）

さきほど覚えた「かきくけこ」で始まる言葉を思い出して書きましょう。

か　で始まる言葉

き　で始まる言葉

く　で始まる言葉

け　で始まる言葉

こ　で始まる言葉

水曜日の練習12　5つの言葉（2）の思い出し（5分）

次の言葉のなかで、あなたが練習10で覚えた5つの言葉に○をつけましょう。

駅前広場　　風の旅　　改札口　　シャボン玉　　黒い花　　遣唐使　　先頭　　粉ミルク
牛肉炒め　　筋肉質　　手袋　　卵とじ　　シーザーサラダ　　愛の都　　果てない道
建築家　　猫じゃらし　　玄関先　　キャンディー　　おたま　　マッサージ　　柔道家
二塁ランナー　　壮麗な歌　　きゅうり　　サンダーバード　　雪山　　大胆不敵　　土間
菊の花　　小屋　　なぞなぞ　　細い枝　　乗り物　　酔い止め　　離れ小島　　音大生
スイッチ　　歯止め　　石屋　　せっけん　　ブランチ　　政令指定都市　　子供だまし

水曜日の練習13　絵につけた言葉の再度の思い出し（5分）

次の絵についていた3つの言葉を思い出して、余白に書きましょう。

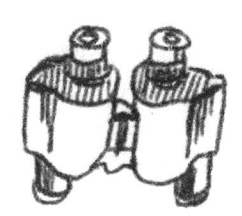

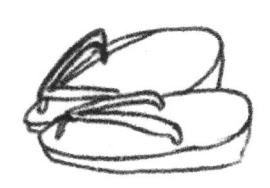

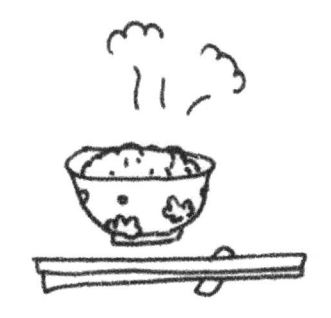

水曜日の練習14　絵につけた文章の再度の思い出し（5分）

次の絵についていた文章を思い出して、余白に書きましょう。

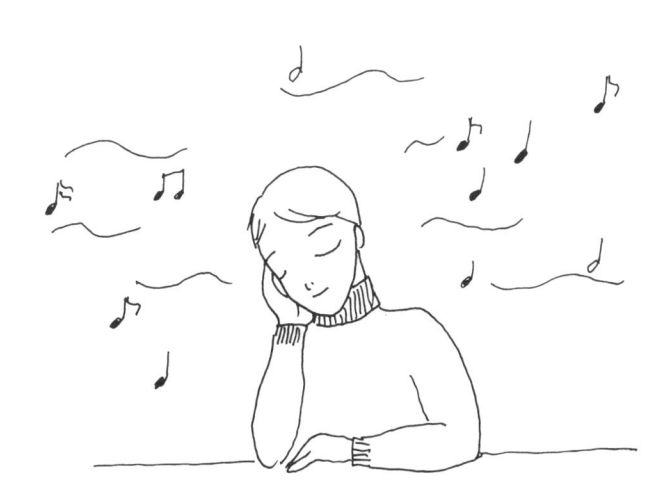

水曜日の練習の自己採点

あなたの思い出しは、100点満点でそれぞれ何点くらいと思いますか？
　　かきくけこの言葉の思い出し　　　　　　　　　点
　　5つの言葉の思い出し　　　　　　　　　　　　点
　　絵についた言葉の思い出し　　　　　　　　　　点
　　絵についた文章の思い出し　　　　　　　　　　点

あなたの日常生活での、もの忘れ防止法を3つ以上書きましょう。

　　1)

　　2)

　　3)

その他、あなたがこの練習で気づいたことを書きましょう。

木曜日の練習　準備するもの：鉛筆かペン、国語の辞書

木曜日の練習1　かきくけこで覚える（1）（10分）

次に、「かきくけこ」で始まる言葉があります。その言葉を声に出し、書いて覚えましょう。後で思い出して書いていただきます。

か　で始まる言葉　　過干渉

き　で始まる言葉　　着物

く　で始まる言葉　　薬

け　で始まる言葉　　毛糸

こ　で始まる言葉　　こまどり

木曜日の練習2　5つの言葉（1）（5分）

次の5つの言葉を、声に出して書いて覚えましょう。次ページのたくさんの言葉から選んでいただきます。

風邪

チルチル

馬車馬

感情

包帯

木曜日の練習3　かきくけこで覚える（1）の思い出し（5分）

さきほど覚えた「かきくけこ」で始まる言葉を思い出して書きましょう。

か　で始まる言葉

き　で始まる言葉

く　で始まる言葉

け　で始まる言葉

こ　で始まる言葉

木曜日の練習4　5つの言葉（1）の思い出し（5分）

次の言葉のなかで、あなたが練習2で覚えた5つの言葉に○をつけましょう。

まぼろし　　脳しんとう　　ゼラチン　　宣伝課題　　幼なじみ　　チルチル　　薬箱
条件反射　　演習再開　　結婚　　もみじ饅頭　　手がかり　　学習効果　　威嚇　　薬物
自己中心性　　風邪　　上役気取り　　きまぐれ　　菓子折　　雨風　　戦車　　人違い
感情　　猫の足　　甥っ子　　アスベスト　　小見出し　　包帯　　自己　　山ごもり
鉄塔　　経歴　　育児不安　　取り替え　　健忘　　音信不通　　符合化　　避難訓練
痛み自覚　　セロファン　　馬車馬　　江戸時代　　お知らせ　　犬猫病院　　頬づえ

木曜日の練習5　絵につけた言葉　（5分）

次の絵につけた3つの言葉を覚えましょう。声を出して書いて覚えてましょう。後で思い出して書いていただきます。

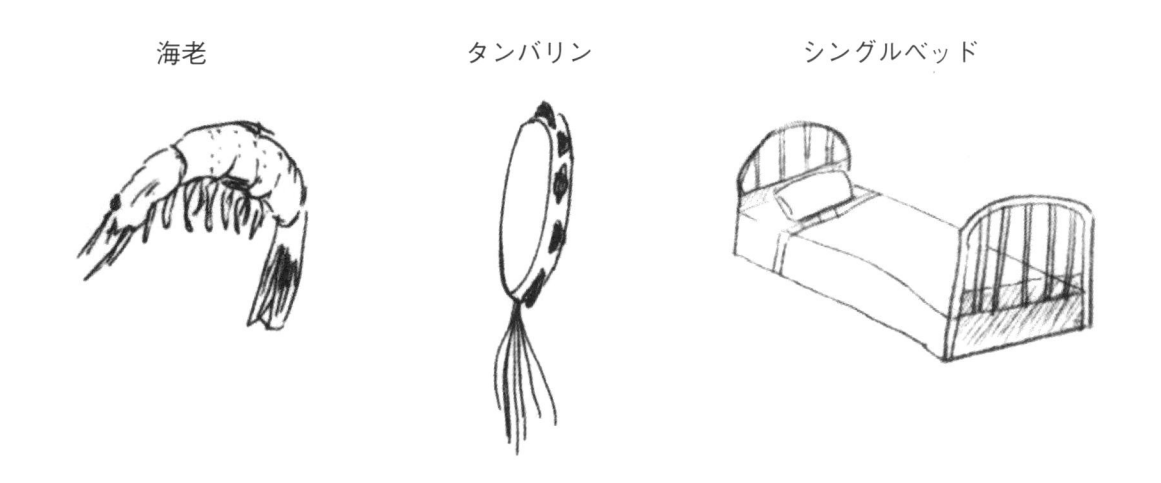

海老　　　　　タンバリン　　　　シングルベッド

木曜日の練習6　絵につけた文章（5分）

次の絵につけた文章を覚えましょう。声を出して書いて覚えてましょう。後で思い出して書いていただきます。

「綺麗な花が咲いてたよ」

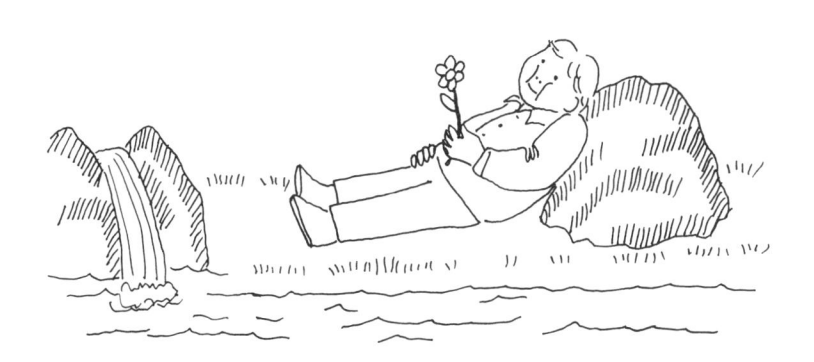

木曜日の練習7　絵につけた言葉の思い出し（5分）

次の絵についていた3つの言葉を思い出して書きましょう。

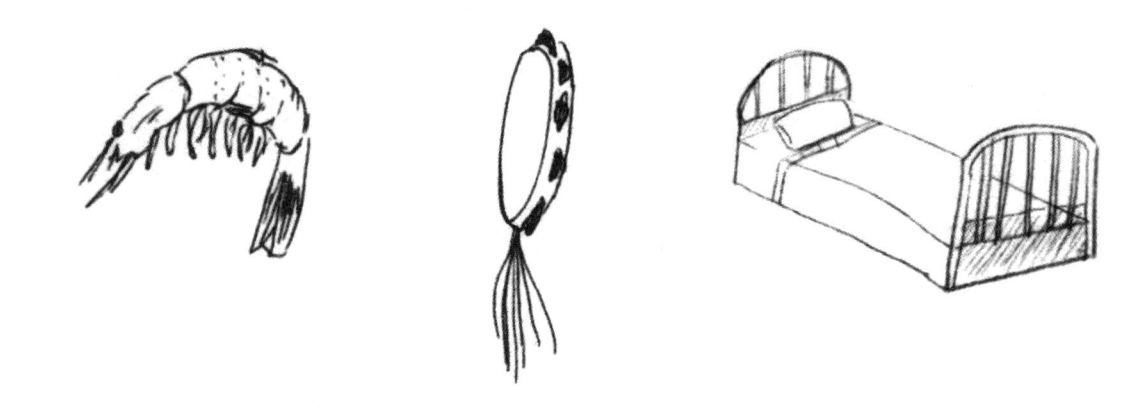

木曜日の練習8　絵につけた文章の思い出し（5分）

次の絵についていた文章を思い出して書きましょう。

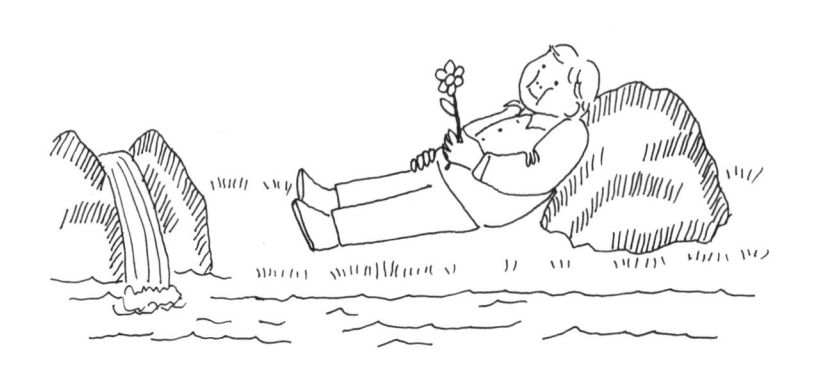

木曜日の練習9　　かきくけこで覚える（2）（10分）

次に、「かきくけこ」で始まる言葉があります。その言葉を声に出し、書いて覚えましょう。後で思い出して書いていただきます。

か　で始まる言葉　　　影

き　で始まる言葉　　　北国

く　で始まる言葉　　　くやしい

け　で始まる言葉　　　ケーブルテレビ

こ　で始まる言葉　　　コーラス

木曜日の練習10　　5つの言葉（2）（5分）

次の5つの言葉を、声に出して書いて覚えましょう。次ページのたくさんの言葉から選んでいただきます。

大人っぽさ

鳥かご

痛み止め

島流し

車掌

木曜日の練習11　かきくけこで覚える（2）の思い出し（5分）

さきほど覚えた「かきくけこ」で始まる言葉を思い出して書きましょう。

か　で始まる言葉

き　で始まる言葉

く　で始まる言葉

け　で始まる言葉

こ　で始まる言葉

木曜日の練習12　5つの言葉（2）の思い出し（5分）

次の言葉のなかで、あなたが練習10で覚えた5つの言葉に○をつけましょう。

組み立て　　桔梗　　驚き　　祭りばやし　　蛇　　銀河系　　拍手の海　　牛乳パック
鯨の刺身　　薔薇　　霧雨　　大人っぽさ　　白かば　　家庭　　紫陽花　　十字路
白い羽　　アライグマ　　蛍狩り　　虫取り網　　金魚　　案山子　　幽霊　　影踏み
校庭　　シャーマン　　干し柿　　鳥かご　　花菖蒲　　蟹座　　かえで　　夏休み　　自然
やましさ　　痛み止め　　襟元　　駅弁　　足の注射　　散歩みち　　車掌　　ケーブル
朱鷺　　野菜　　島流し　　かつお節　　銀色　　詰め襟　　バーベル

木曜日の練習13　絵につけた言葉の再度の思い出し（5分）

次の絵についていた3つの言葉を思い出して、余白に書きましょう。

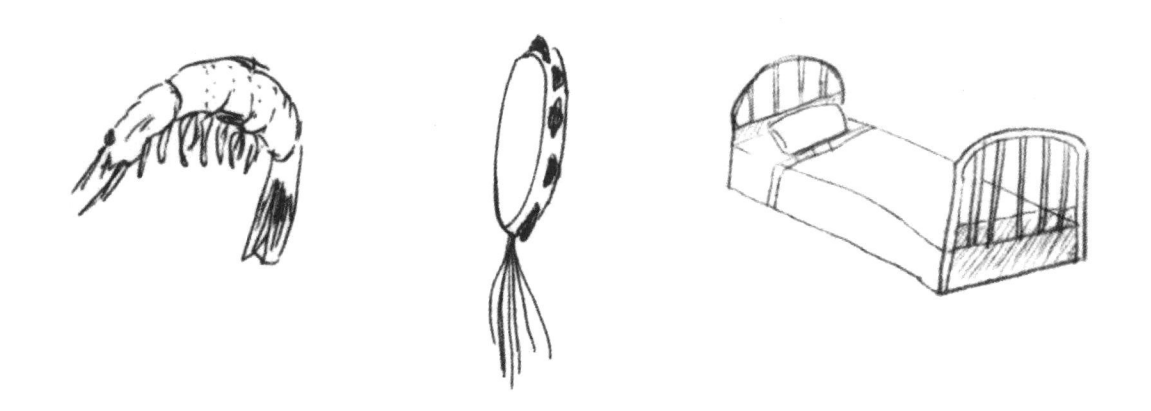

木曜日の練習14　絵につけた文章の再度の思い出し（5分）

次の絵についていた文章を思い出して、余白に書きましょう。

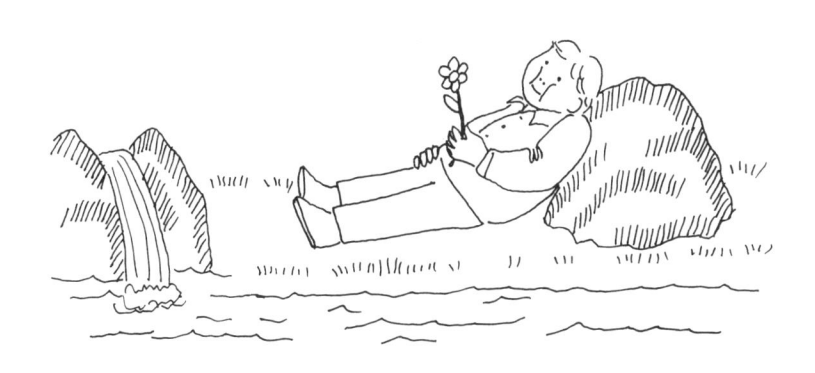

木曜日の練習の自己採点

あなたの思い出しは、100点満点でそれぞれ何点くらいと思いますか？
　　かきくけこの言葉の思い出し　　　　　　　　　　点
　　5つの言葉の思い出し　　　　　　　　　　　　　点
　　絵についた言葉の思い出し　　　　　　　　　　　点
　　絵についた文章の思い出し　　　　　　　　　　　点

あなたの日常生活での、もの忘れ防止法を3つ以上書きましょう。

　　1)

　　2)

　　3)

その他、あなたがこの練習で気づいたことを書きましょう。

金曜日の練習　準備するもの：鉛筆かペン、国語の辞書

金曜日の練習1　かきくけこで覚える（1）（10分）

次に、「かきくけこ」で始まる言葉があります。その言葉を声に出し、書いて覚えましょう。後で思い出して書いていただきます。

か　で始まる言葉　　かざみどり

き　で始まる言葉　　キック

く　で始まる言葉　　首飾り

け　で始まる言葉　　計画

こ　で始まる言葉　　答え

金曜日の練習2　5つの言葉（1）（5分）

次の5つの言葉を、声に出して書いて覚えましょう。次ページのたくさんの言葉から選んでいただきます。

頬ずり

マラカス

工場長

クリスタル

結婚

金曜日の練習3　かきくけこで覚える（1）の思い出し（5分）

さきほど覚えた「かきくけこ」で始まる言葉を思い出して書きましょう。

か　で始まる言葉

き　で始まる言葉

く　で始まる言葉

け　で始まる言葉

こ　で始まる言葉

金曜日の練習4　5つの言葉（1）の思い出し（5分）

次の言葉のなかで、あなたが練習2で覚えた5つの言葉に○をつけましょう。

結婚	雪だるま	手がかり	偏差値	餅米	答え	内回り	中学校校長
風邪	歌合わせ	符合化	運動靴	柔軟性	推理	押し合い	もろみ
序破急	寒がり	遠慮がち	隔離	セーフ	菓子折	マラカス	登り列車
キッチン	工場長	ガラス工芸品	そば打ち	骨折	松ぼっくり	パリ	鉄塔
モルモット	軽傷	学歴不問	レモンの木	頬ずり	色どり	カテゴリー	
看板	うさぎ小屋	クリスタル	唐草模様	耳鳴り	頭痛薬	ほうれん草	

金曜日の練習5　絵につけた言葉　（5分）

次の絵につけた3つの言葉を覚えましょう。声を出して書いて覚えてましょう。後で思い出して書いていただきます。

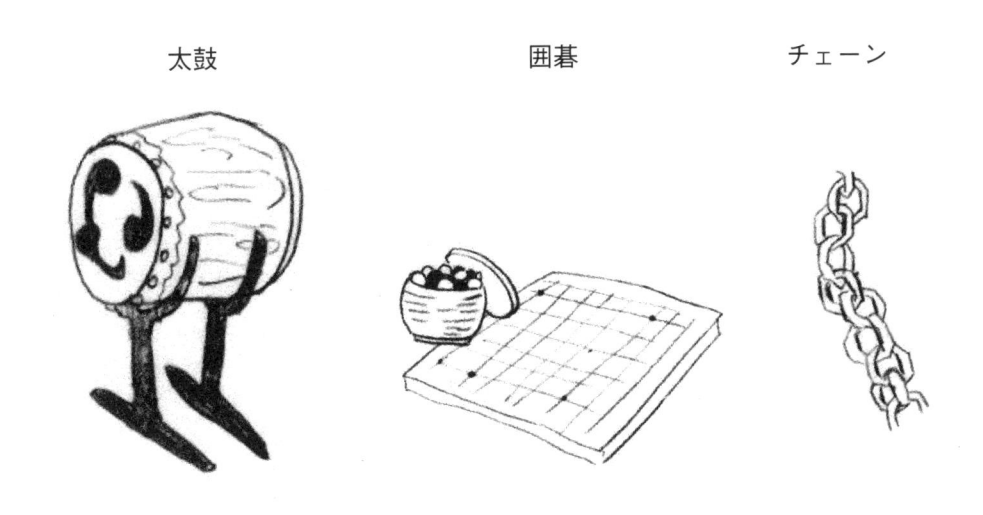

太鼓　　　　　　　　囲碁　　　　　　　チェーン

金曜日の練習6　絵につけた文章（5分）

次の絵につけた文章を覚えましょう。声を出して書いて覚えてましょう。後で思い出して書いていただきます。

「澄んだ音色を届けましょう」

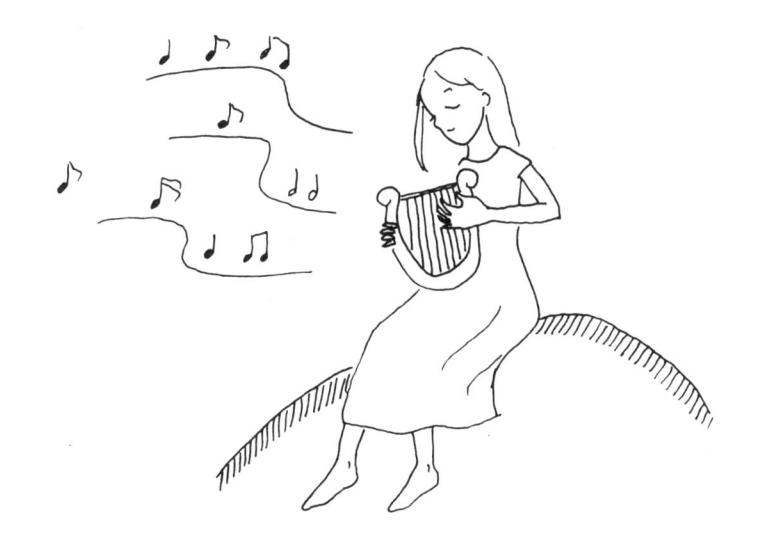

金曜日の練習7　絵につけた言葉の思い出し（5分）

次の絵についていた3つの言葉を思い出して書きましょう。

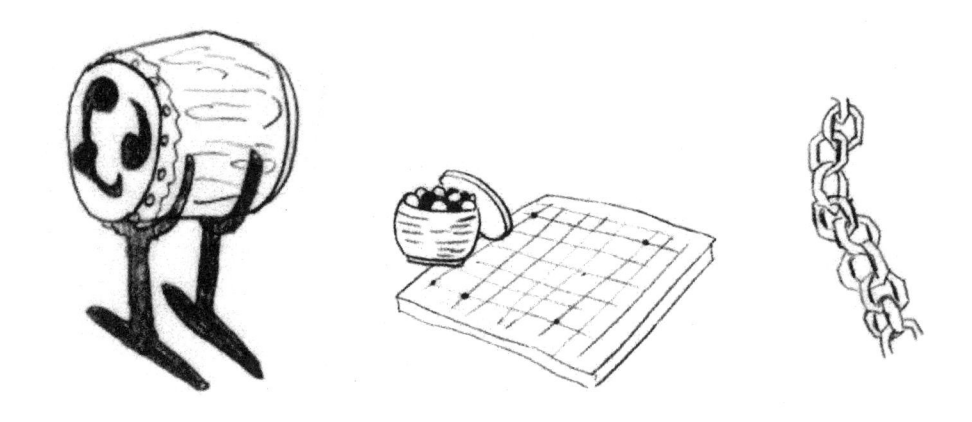

金曜日の練習8　絵につけた文章の思い出し（5分）

次の絵についていた文章を思い出して書きましょう。

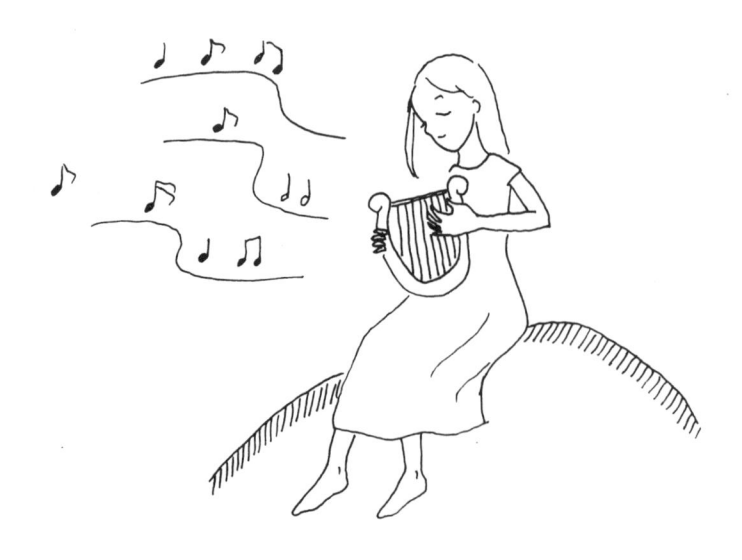

金曜日の練習9　かきくけこで覚える（2）（10分）

次に、「かきくけこ」で始まる言葉があります。その言葉を声に出し、書いて覚えましょう。後で思い出して書いていただきます。

か　で始まる言葉　　カギ穴

き　で始まる言葉　　筋トレ

く　で始まる言葉　　クリーム

け　で始まる言葉　　消しゴム

こ　で始まる言葉　　ココア

金曜日の練習10　5つの言葉（2）（5分）

次の5つの言葉を、声に出して書いて覚えましょう。次ページのたくさんの言葉から選んでいただきます。

ハレルヤコーラス

桃太郎

不眠症

やかん

さめ肌

金曜日の練習11　　かきくけこで覚える（2）の思い出し（5分）

さきほど覚えた「かきくけこ」で始まる言葉を思い出して書きましょう。

か　で始まる言葉

き　で始まる言葉

く　で始まる言葉

け　で始まる言葉

こ　で始まる言葉

金曜日の練習12　　5つの言葉（2）の思い出し（5分）

次の言葉のなかで、あなたが練習10で覚えた5つの言葉に○をつけましょう。

上り調子　　暗がり　　消しゴム　　雲海　　滑り台　　パチンコ台　　モノレール
さめ肌　　計量器　　カギ穴　　薔薇　　恩返し　　山羊　　大人　　白樺　　家庭
炒り豆　　ハットトリック　　ハレルヤコーラス　　桃太郎　　蛍狩り　　ぶり返し
やぶ医者　　切り身　　幽霊　　百合　　鷺宮　　小僧　　禁止　　鳥かご　　花菖蒲
食いしん坊　　夏休み　　ゴム製品　　鮭弁当　　不眠症　　駅弁　　消しゴム
決定的　　麻雀牌　　朱鷺　　島流し　　コルセット　　武者震い　　詰め襟　　やかん
アンカー　　速度

金曜日の練習13　絵につけた言葉の再度の思い出し（5分）

次の絵についていた3つの言葉を思い出して、余白に書きましょう。

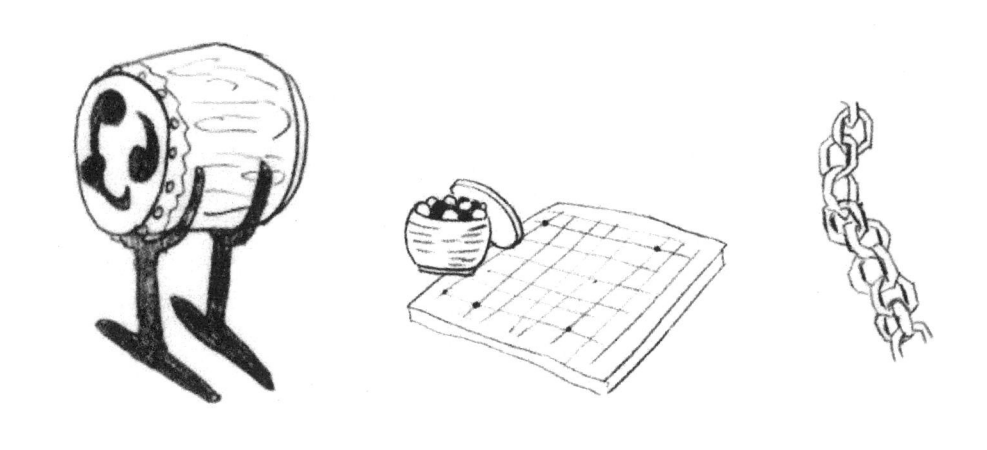

金曜日の練習14　絵につけた文章の再度の思い出し（5分）

次の絵についていた文章を思い出して、余白に書きましょう。

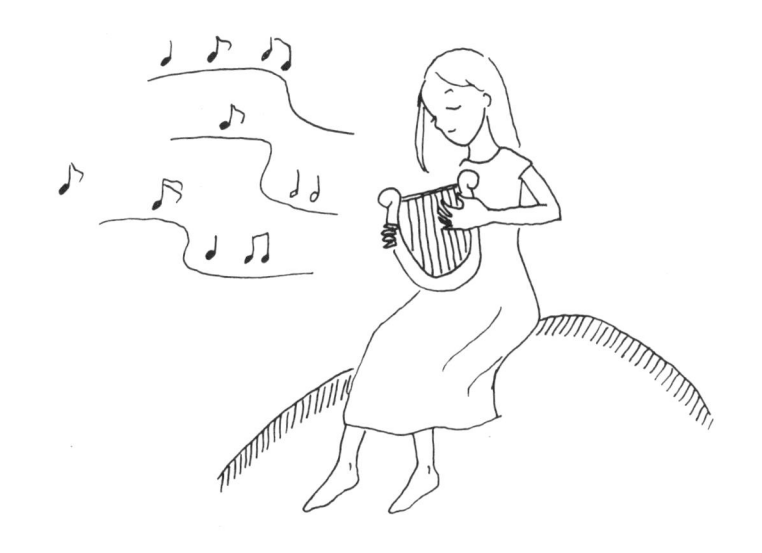

金曜日の練習の自己採点

あなたの思い出しは、100点満点でそれぞれ何点くらいと思いますか？
　　かきくけこの言葉の思い出し　　　　　　　　　点
　　5つの言葉の思い出し　　　　　　　　　　　　点
　　絵についた言葉の思い出し　　　　　　　　　　点
　　絵についた文章の思い出し　　　　　　　　　　点

あなたの日常生活での、もの忘れ防止法を3つ以上書きましょう。

　　1）

　　2）

　　3）

その他、あなたがこの練習で気づいたことを書きましょう。

FM練習帳

脳損傷のリハビリテーションのための方法
TBIリハビリテーション研究所　藤井正子　松岡恵子

記憶の練習帳　II
（第3週、第4週）

氏　名　_____

実施日　　　　年　　　　月　　　　日　から

　　　　　　　年　　　　月　　　　日　まで

内　　容

第3週

練習1　　名前の記憶

練習2　　6つの言葉

練習3　　絵につけた文章

練習4　　名前の記憶の思い出し

練習5　　6つの言葉の思い出し

練習6　　絵につけた文章の思い出し

練習7　　話の記憶（1）

練習8　　話の記憶（2）

練習9　　話の記憶（1）の思い出し

練習10　話の記憶（2）の思い出し

練習11　名前の記憶の再度の思い出し

練習12　6つの言葉の再度の思い出し

練習13　絵につけた文章の再度の思い出し

練習14　話の記憶（1）の再度の思い出し

練習15　話の記憶（2）の再度の思い出し

練習の自己採点

第4週

練習1　　名前の記憶

練習2　　6つの言葉

練習3　　絵につけた文章

練習4　　名前の記憶の思い出し

練習5　　6つの言葉の思い出し

練習6　　絵につけた文章の思い出し

練習7　　話の記憶（1）

練習8　　話の記憶（2）

練習9　　話の記憶（1）の思い出し

練習10　話の記憶（2）の思い出し

練習11　名前の記憶の再度の思い出し

練習12　6つの言葉の再度の思い出し

練習13　絵につけた文章の再度の思い出し

練習14　話の記憶（1）の再度の思い出し

練習15　話の記憶（2）の再度の思い出し

練習の自己採点

イラスト：長岡友美、長岡里美

この練習帳をご利用の方へ

- 練習は、あなたが最も集中できる時に行いましょう。
- できるだけ練習に集中しましょう。
- 集中力がなくなったと感じた時は、すぐに休みを取りましょう。そして、後でまた始めましょう。
- 各問についている（5分）などの時間は、めやすとして5分程度、その問題に使ってほしいというものです。5分以内に終わらせなくてはならないというわけではありません。
- もしもこの順番でやることが難しい場合には、練習1のあとに練習4を行い、それから練習2を行って練習5に進む、などの工夫をしてくださってもかまいません。
- 練習が終わったら、100点満点でどのくらいできたかを予想して、練習帳の最後に書きましょう。
- 答えの確認は、その日の練習をすべて終えてからにしましょう。

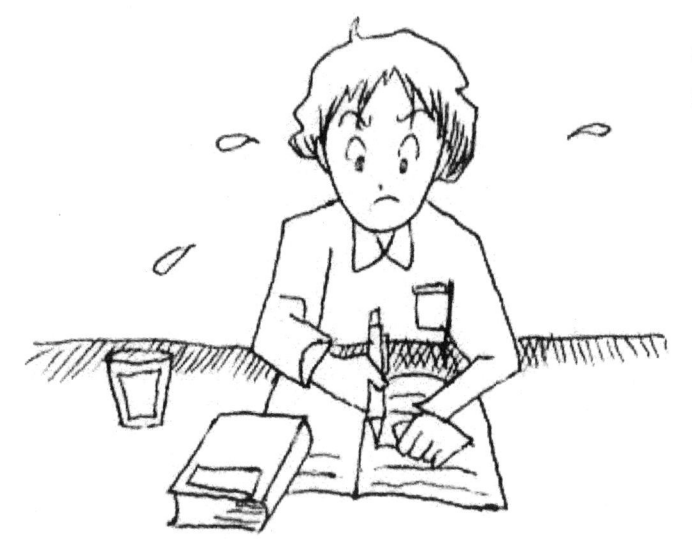

むずかしいなあ
なかなか覚えられないなあ……

遊びに関することなら
けっこう覚えているのになあ……

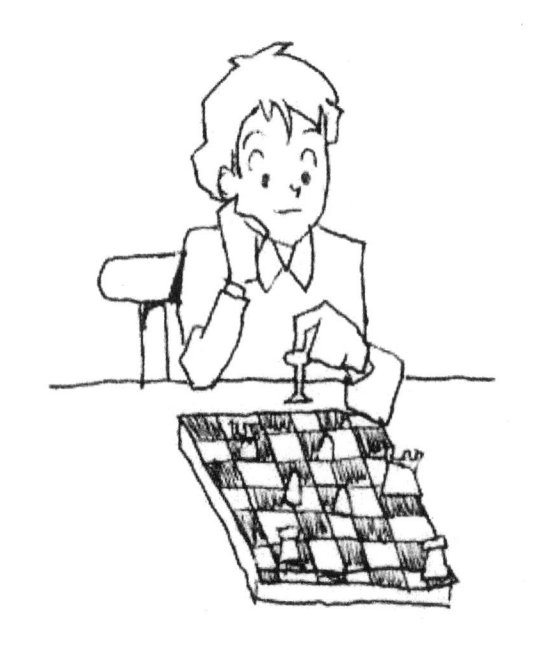

（第3週）

月曜日の練習　準備するもの：鉛筆かペン、国語の辞書

月曜日の練習1　名前の記憶（5分）

次に、映画の情報があります。題名の下線部を書いて覚えましょう。

1.「銀座カンカン娘」
出演　古今亭志ん生　高峰秀子など。落語家のお話。

2.「羅生門」
出演　三船敏郎　京マチ子など。　平安時代の盗賊の話。

3.「サラリーマン喧嘩三代記」
出演　小川虎之助など。会社の人付き合いの話。

月曜日の練習2　6つの言葉（5分）

次に、食べ物に関係する単語を並べます。このうち好きな6つの言葉を選んで書いて覚えましょう。あとでそれらの単語を思い出していただきます。

おにぎり　サンドイッチ　プチトマト　サニーレタス　アジのひもの　納豆　カレーうどん
かんぴょう巻き　オレンジジュース　ラムネ　ヒレカツ　ハンバーグ　ソーダ水　オムレツ
ナポリタン　海苔巻き　甘エビ　豚汁　いかフライ　リンゴ　チョコクッキー　卵焼き
アスパラガス　ベーコン　銀だら　石狩鍋　親子丼　レタスサラダ　八宝菜　しょうゆラーメン
ぎょうざ　ラザニア　ホットミルク　ショートケーキ　栗ごはん　オムレツ　ハンバーグ

好きな6つの言葉

月曜日の練習3　絵につけた文章（5分）

下の絵につけた文章を何度か書いて覚えましょう。

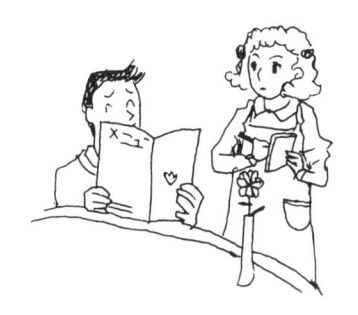

「ごはんを大盛りにできますか？」

月曜日の練習4　名前の記憶の思い出し（5分）

前ページの練習を思い出して、「　　　　　」に映画の名前を書き入れましょう。

1.「銀座　　　　　　　」
出演　古今亭志ん生　高峰秀子など。落語家のお話。
2.「　　　　　」
出演　三船敏郎　京マチ子など。平安時代の盗賊の話。
3.「サラリーマン　　　　　　　　」
出演　小川虎之助など。会社の人付き合いの話。

月曜日の練習5　6つの言葉の思い出し（5分）

下の言葉の中から、前ページの練習で選んだ6つの言葉を探して○をつけましょう。

銀だら　　石狩鍋　　親子丼　　レタスサラダ　　八宝菜　　しょうゆラーメン　　ぎょうざ
おにぎり　　サンドイッチ　　プチトマト　　サニーレタス　　アジのひもの　　納豆
ハンバーグ　　ソーダ水　　オムレツ　　ナポリタン　　海苔巻き　　甘エビ　　豚汁
カレーうどん　　かんぴょう巻き　　オレンジジュース　　ラムネ　　ヒレカツ
いかフライ　　リンゴ　　チョコクッキー　　卵焼き　　アスパラガス　　ベーコン
ラザニア　　ホットミルク　　ショートケーキ　　栗ごはん　　オムレツ　　ハンバーグ

月曜日の練習6　絵につけた文章の思い出し（5分）

前ページの絵につけた文章を思い出して書きましょう。

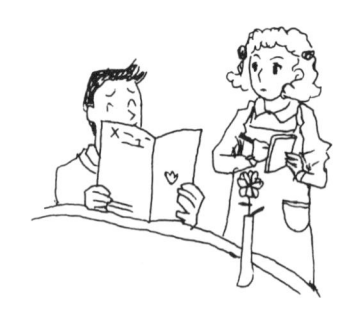

月曜日の練習7　話の記憶（1）（5分）

次に、打楽器についての話があります。それを覚えて正しいものにマルをしましょう。次ページでまた思い出して書いていただきます。

　打楽器の特徴は、メロディーを持たない代わりにリズムを持っていることだ。代表的なものはドラムセットに含まれているスネア・キックなどであろう。キックは足でペダルを踏んで音を出すのでそう呼ばれる。ドラムはふつう、スティックで叩くが、その叩き方にもさまざまなやり方がある。

問1　打楽器の特徴は（　リズム・メロディー・ハーモニー）を持つことだ。
問2　キックは　　（　右手・左手・足　）で演奏する。
問3　ドラムはふつう、（　木魚・スティック・手　）で叩く。

月曜日の練習8　話の記憶（2）（5分）

次に、上野公園の話があります。その話を覚えて下の質問に答えましょう。次ページでまた、思い出して書いていただきます。

　上野公園の最寄りのJRの駅は上野駅です。出口は「公園口」から出ます。上野公園が一番にぎわうのは、やはりお花見のシーズンです。動物園も有名ですが、都民の日には動物園の入場料が無料になります。そのほか、たくさんある博物館もみどころです。

下の文章で、正しい言葉に○をしましょう。

問1　上野公園の最寄り駅は、（　JR上野駅　・　JR鶯谷駅　・　JR東京駅　）
問2　上野公園が一番にぎわうのは、（　秋　・　夏　・　春　）
問3　上野動物園が無料になる日は、（　1月1日　・　月曜日　・　都民の日　）

月曜日の練習9　話の記憶（1）の思い出し（5分）

前ページの話を思い出して、正しい言葉に○をつけましょう。

問1　打楽器の特徴は（ リズム ・ メロディー ・ ハーモニー ）を持つことだ

問2　キックは　（ 右手 ・ 左手 ・ 足 ）で演奏する。

問3　ドラムはふつう、（ 木魚 ・ スティック ・ 手 ）で叩く。

月曜日の練習10　話の記憶（2）の思い出し（5分）

前ページの話を思い出して、正しい言葉に○をつけましょう。

問1　上野公園の最寄り駅は、（ JR上野駅 ・ JR鶯谷駅 ・ JR東京駅 ）

問2　上野公園が一番にぎわうのは、（ 秋 ・ 夏 ・ 春 ）

問3　上野動物園が無料になる日は、（ 1月1日 ・ 月曜日 ・ 都民の日 ）

月曜日の練習11　名前の記憶の再度の思い出し（5分）

前の練習を思い出して、「　　　　　」に映画の名前を書き入れましょう。

1.「銀座　　　　　　　」
出演　古今亭志ん生　高峰秀子など。落語家のお話。
2.「　　　　　　　」
出演　三船敏郎　京マチ子など。　平安時代の盗賊の話。
3.「サラリーマン　　　　　　　　」
出演　小川虎之助など。会社の人付き合いの話。

月曜日の練習12　6つの言葉の再度の思い出し（5分）

下の言葉の中から、前の練習で選んだ6つの言葉を探して○をつけましょう。

銀だら　　石狩鍋　　親子丼　　レタスサラダ　　八宝菜　　しょうゆラーメン　　ぎょうざ
おにぎり　　サンドイッチ　　プチトマト　　サニーレタス　　アジのひもの　　納豆
ハンバーグ　　ソーダ水　　オムレツ　　ナポリタン　　海苔巻き　　甘エビ　　豚汁
カレーうどん　　かんぴょう巻き　　オレンジジュース　　ラムネ　　ヒレカツ
いかフライ　　リンゴ　　チョコクッキー　　卵焼き　　アスパラガス　　ベーコン
ラザニア　　ホットミルク　　ショートケーキ　　栗ごはん　　オムレツ　　ハンバーグ

月曜日の練習13　絵につけた文章の再度の思い出し（5分）

前の練習で、絵につけた文章を思い出して書きましょう。

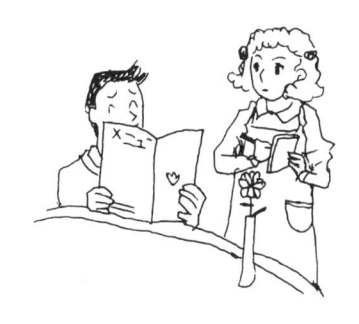

月曜日の練習14　話の記憶（1）の再度の思い出し（5分）

前に出てきた話を思い出して下の質問に答えましょう

問1　打楽器の特徴は（　リズム　・　メロディー　・　ハーモニー　）を持つことだ

問2　キックは　（　右手　・　左手　・　足　）で演奏する。

問3　ドラムはふつう、（　木魚　・　スティック　・　手　）で叩く。

月曜日の練習15　話の記憶（2）の再度の思い出し（5分）

前に出てきた話を思い出して、正しいものに○をつけましょう。

問1　上野公園の最寄り駅は、（　JR上野駅　・　JR鶯谷駅　・　JR東京駅　）

問2　上野公園が一番にぎわうのは、（　秋　・　夏　・　春　）

問3　上野動物園が無料になる日は、（　1月1日　・　月曜日　・　都民の日　）

月曜日の練習の自己採点

あなたの月曜日の思い出しは、100点満点でそれぞれ何点くらいと予想されますか？
　話の思い出しはどうでしたか？　　　　　　　　点
　名前の思い出しはどうでしたか？　　　　　　　点
　6つの言葉の思い出しはどうでしたか？　　　　点
　絵につけた文章の思い出しはどうでしたか？　　点

あなたはふだん、どんなものを覚えようとしていますか？下のアンケートで該当する番号に丸をつけましょう。
　1．テレビの朝の天気予報は覚える
　2．見たいテレビ番組の時間を、新聞のテレビ欄を見て覚える
　3．買い物はメモを持ってゆくが、なるべくメモを見ないで思い出すようにしている
　4．電話をかけてきた人の名前はメモするが、それを見ないで伝えるようにする
　5．この練習が始まってから、なんでも覚えるように努力している
　6．特に覚える努力はしていない

火曜日の練習　　準備するもの：鉛筆かペン、国語の辞書

火曜日の練習1　　名前の記憶（5分）

次に、映画の情報があります。題名の下線部を書いて覚えましょう

1．「太陽が<u>目にしみる</u>」
出演　高千穂ひづるなど。愚連隊の話。
2．「<u>国定忠治</u>」
出演　三船敏郎　丹波哲郎など。主人公がお尋ね者となる話。
3．「旗本退屈男・<u>謎の暗殺隊</u>」
出演　市川宇多衛門など。綱吉が暗殺されそうになる話。

火曜日の練習2　　6つの言葉（5分）

次に、日本の電車線の名称があります。あなたの好きな路線名6つを選んで、書いて覚えましょう。あとで思い出して頂きます。

武蔵野線　　総武線　　小田急線　　関西本線　　東海道線　　高山線　　西武線　　銀座線
西武多摩湖線　　阪和線　　山陽本線　　信越本線　　東急田園都市線　　成田線　　京王線　　越後線
東急東横線　　日豊本線　　鹿児島本線　　京成線　　山口線　　徳島線　　鳴門線　　芸備線　　山陰本線
大阪環状線　　千代田線　　いすみ鉄道　　東北本線　　しなの鉄道　　京急線　　山手線　　南武線
可部線　　鶴見線　　常磐線　　東葉高速鉄道　　相模線　　丸ノ内線　　東西線　　御堂筋線

好きな6つの路線

火曜日の練習3　　絵につけた文章（5分）

絵を見てその横に書いてある文章を何度か書いて覚えましょう。

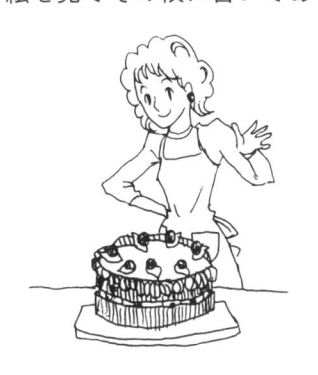

「はじめて上手に作れたわ！」

火曜日の練習4　名前の記憶の思い出し（5分）

前ページを思い出して、「　　　　　」に映画の名前を書き入れましょう。

1.「太陽が　　　　　　　」
出演　高千穂ひづるなど。　愚連隊の話。
2.「　　　　　　」
出演　三船敏郎　丹波哲郎など。　主人公がお尋ね者となる話。
3.「旗本退屈男・　　　　　　」
出演　市川宇多衛門など。綱吉が暗殺されそうになる話。

火曜日の練習5　6つの言葉の思い出し（5分）

下の言葉の中から、前ページで選んだ6つの言葉を探して○をつけましょう。

成田線　　京王線　　越後線　　東急東横線　　日豊本線　　鹿児島本線　　京成線
武蔵野線　　総武線　　小田急線　　関西本線　　東海道線　　高山線　　西武線　　銀座線
西武多摩湖線　　阪和線　　山陽本線　　信越本線　　東急田園都市線　　山口線　　徳島線
鳴門線　　芸備線　　山陰本線　　大阪環状線　　千代田線　　鶴見線　　常磐線
東葉高速鉄道　　相模線　　丸ノ内線　　東西線　　御堂筋線　　いすみ鉄道　　東北本線
しなの鉄道　　京急線　　山手線　　南武線　　可部線

火曜日の練習6　絵につけた文章の思い出し（5分）

前ページの絵につけた文章を思い出して書きましょう。

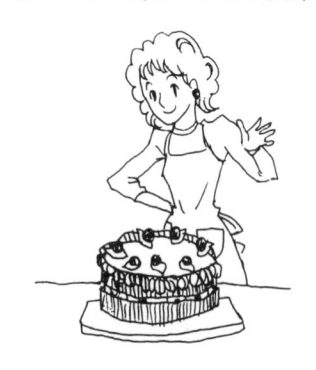

火曜日の練習7　話の記憶（1）（5分）

次に、東京ドームについての文章があります。それを覚えて下の質問の正しいものにマルをしましょう。次ページでまた思い出して書いていただきます。

　東京ドームは、日本初の屋根付き野球場として、1988年に完成しました。その当時は、東京読売巨人軍と日本ハムファイターズの本拠地球場でした。東京ドーム周辺は遊園地や温泉スパ、美味しいレストランなどがあり、野球に詳しくない方でも楽しめます。

問1　東京ドームは日本初の（　天然芝　・　屋根付き　・　透明な　）野球場でした。

問2　東京ドームを本拠地としていたのは

　　　（　ライオンズ　・　ファイターズ　・　バファローズ　）です。

問3　東京ドーム周辺には（　モノレール　・　スキー場　・　温泉スパ　）があります。

火曜日の練習8　話の記憶（2）（5分）

次に、江田島（えたじま）についての文章があります。それを覚えて下の質問に答えましょう。次ページでまた、思い出して書いていただきます。

　江田島は、広島県の南西にある島です。呉市からは海上約6キロメートルの位置にあり、音戸大橋・早瀬大橋の両架橋で結ばれています。旧海軍に関連の深い島であり、江田島第1術科学校では、特攻隊員の遺書や遺品など戦時中をしのばせる資料を展示しています。

問1　江田島は広島県の（　東南　・　北東　・　南西　）にある。

問2　江田島は呉市から

　　　（　約6キロメートル　・　約600メートル　・　約60キロメートル　）の位置にある。

問3　江田島は（　旧陸軍　・　旧空軍　・　旧海軍　）に関連の深い島である。

火曜日の練習9　話の記憶（1）の思い出し（5分）

前ページの話を思い出して正しい言葉に○をつけましょう。

問1　東京ドームは日本初の（ 天然芝 ・ 屋根付き ・ 透明な ）野球場でした。

問2　東京ドームを本拠地としていたのは
　　　（ ライオンズ ・ ファイターズ ・ バファローズ ）です。

問3　東京ドーム周辺には（ モノレール ・ スキー場 ・ 温泉スパ ）があります。

火曜日の練習10　話の記憶（2）の思い出し（5分）

前ページの練習の話を思い出して、正しい言葉に○をつけましょう。

問1　江田島は広島県の（　東南　・　北東　・　南西　）にある。

問2　江田島は呉市から
　　　（ 約6キロメートル ・ 約600メートル ・ 約60キロメートル ）の位置にある。

問3　江田島は（　旧陸軍　・　旧空軍　・　旧海軍　）に関連の深い島である。

火曜日の練習11　名前の記憶の再度の思い出し（5分）

前にやった練習を思い出して、「　　　　　」に映画の名前を書き入れましょう。

1.「太陽が　　　　　　　　」
出演　高千穂ひづるなど。　愚連隊の話。

2.「　　　　　　　　」
出演　三船敏郎　丹波哲郎など。　主人公がお尋ね者となる話。

3.「旗本退屈男・　　　　　　　　」
出演　市川宇多衛門など。綱吉が暗殺されそうになる話。

火曜日の練習12　6つの言葉の再度の思い出し（5分）

下の言葉の中から、前に選んだ6つの言葉を探して○をつけましょう。

成田線　　京王線　　越後線　　東急東横線　　日豊本線　　鹿児島本線　　京成線

武蔵野線　　総武線　　小田急線　　関西本線　　東海道線　　高山線　　西武線　　銀座線

西武多摩湖線　　阪和線　　山陽本線　　信越本線　　東急田園都市線　　山口線　　徳島線

鳴門線　　芸備線　　山陰本線　　大阪環状線　　千代田線　　鶴見線　　常磐線

東葉高速鉄道　　相模線　　丸ノ内線　　東西線　　御堂筋線　　いすみ鉄道　　東北本線

しなの鉄道　　京急線　　山手線　　南武線　　可部線

火曜日の練習13　絵につけた文章の再度の思い出し（5分）

右の絵につけた文章を思い出して書きましょう。

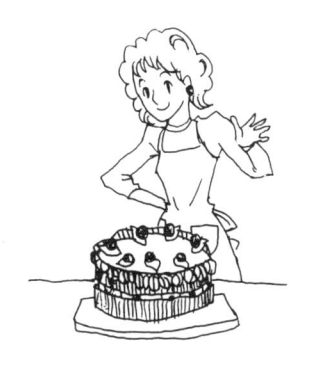

火曜日の練習14　話の記憶（1）の再度の思い出し（5分）

前の練習の話を思い出して、正しい言葉に○をつけましょう。

問1　東京ドームは日本初の（　天然芝　・　屋根付き　・　透明な　）野球場でした。

問2　東京ドームを本拠地としていたのは（ライオンズ・ファイターズ・バファローズ）です。

問3　東京ドーム周辺には（　モノレール　・　スキー場　・　温泉スパ　）があります。

火曜日の練習15　話の記憶（2）の再度の思い出し（5分）

前の練習の話を思い出して、正しい言葉に○をつけましょう。

問1　江田島は広島県の（　東南　・　北東　・　南西　）にある。

問2　江田島は呉市から

　　　（　約6キロメートル　・　約600メートル　・　約60キロメートル　）の位置にある。

問3　江田島は（　旧陸軍　・　旧空軍　・　旧海軍　）に関連の深い島である。

火曜日の練習の自己採点

あなたの火曜日の思い出しは、100点満点でそれぞれ何点くらいと予想されますか？
　話の思い出しはどうでしたか？　　　　　　　　　点
　名前の思い出しはどうでしたか？　　　　　　　　点
　6つの言葉の思い出しはどうでしたか？　　　　　点
　絵につけた文章の思い出しはどうでしたか？　　　点

あなたはふだん、どんなものを覚えようとしていますか？下のアンケートで該当する番号に丸をつけましょう。
1. テレビの朝の天気予報は覚える
2. 見たいテレビ番組の時間を、新聞のテレビ欄を見て覚える
3. 買い物はメモを持ってゆくが、なるべくメモを見ないで思い出すようにしている
4. 電話をかけてきた人の名前はメモするが、それを見ないで伝えるようにする
5. この練習が始まってから、なんでも覚えるように努力している
6. 特に覚える努力はしていない

水曜日の練習　準備するもの：鉛筆かペン、国語の辞書

水曜日の練習1　名前の記憶（5分）

次に、映画の情報があります。題名の下線を引いた部分を書いて覚えましょう。

1.「大列車強盗」
出演　ジョン・ウェインなど。　メキシコの機関車の話。

2.「幻の殺意」
出演　若尾文子　小林桂樹など。　平和な家庭の息子に訪れた危機の話。

3.「傷だらけの人生」
出演　鶴田浩二など。　三代目跡取りの話。

水曜日の練習2　6つの言葉（5分）

次に、コーヒーに関係する単語を並べます。このうち好きな6つの言葉を選んで、書いて覚えましょう。あとでそれらの単語を思い出していただきます。

キリマンジャロ　　喫茶　　カフェオレ　　カフェラテ　　カップ　　ストレート　　ブレンド　　マイルド
ロースト　　モカ　　コロンビア　　ブラジル　　シュガー　　アメリカン　　コーヒーゼリー
ネルドリップ　　カプチーノ　　サイフォン　　レギュラー　　ブラック　　水出し　　エスプレッソ
グアテマラ　　エチオピア　　ミルク　　ブルーマウンテン　　缶コーヒー　　クリーム　　コーヒー豆
粗挽き　　マグカップ　　焙煎　　アイスコーヒー　　カフェイン　　チョコレート　　マドラー

好きな6つの言葉

水曜日の練習3　絵につけた文章（5分）

絵を見てその下に書いてある文章を何度か書いて覚えましょう。

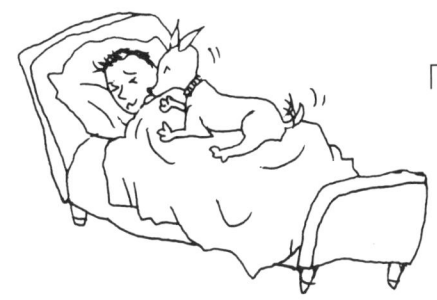

「まだ6時半じゃないか・・・・」

水曜日の練習4　名前の記憶の思い出し（5分）

前ページの練習を思い出して、「　　　　」に映画の名前を書き入れましょう。

1.「　　　　　　　」
出演　ジョン・ウェインなど。メキシコの機関車の話。
2.「　　　　　」
出演　若尾文子　小林桂樹など。平和な家庭の息子に訪れた危機の話。
3.「　　　　　　人生」
出演　鶴田浩二など。三代目跡取りの話。

水曜日の練習5　6つの言葉の思い出し（5分）

下の言葉の中から、前ページの練習で選んだ6つの言葉を探して○をつけましょう。

レギュラー　　ブラック　　水出し　　エスプレッソ　　グアテマラ　　エチオピア
キリマンジャロ　　喫茶　　カフェオレ　　カフェラテ　　カップ　　ストレート
ブレンド　　マイルド　　ロースト　　モカ　　コロンビア　　ブラジル　　シュガー
ミルク　　ブルーマウンテン　　缶コーヒー　　クリーム　　コーヒー豆　　粗挽き
マグカップ　　焙煎　　アイスコーヒー　　カフェイン　　チョコレート　　マドラー
アメリカン　　コーヒーゼリー　　ネルドリップ　　カプチーノ　　サイフォン

水曜日の練習6　絵につけた文章の思い出し（5分）

前ページの絵につけた文章を思い出して書きましょう。

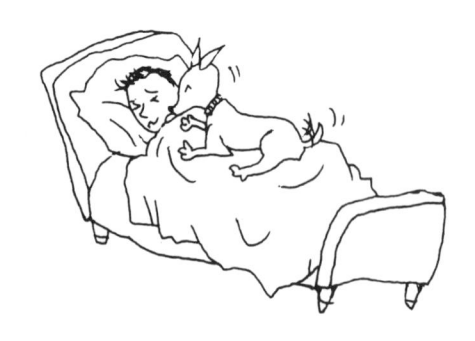

水曜日の練習7　話の記憶（1）（5分）

次に、詩についての文章があります。それを覚えて下の質問で正しいほうに○をつけて下さい。次ページでまた、思い出して書いていただきます。

　詩といえば、100年以上前は、字数の決まっている定型詩が主流であり、外国の詩の翻訳も、7・5調になるように工夫されていた。また、14行詩をソネットというが、今で言えばむしろ歌の歌詞に形態が似ている。また詩という言葉は、中国における韻文つまり定型的な漢詩表現をさすこともある。

問1　100年以上前の詩は、（ 自由詩 ・ 定型詩 ・ 散文詩 ）が主流だった。
問2　ソネットとは（ 14行詩 ・ 短歌形式 ・ 連詩 ）のことをいう。
問3　詩という言葉は中国の（ 韻文 ・ 紀行文 ・ 叙述文 ）をさすこともある。

水曜日の練習8　話の記憶（2）（5分）

次に、箱根駅伝についての文章があります。それをよく読んで下の質問に答えましょう。次ページでまた、思い出して書いていただきます。

　箱根駅伝の歴史は大正9年に始まりました。昭和15年に日本が戦争に大きく傾き、軍需品の運搬などの理由で箱根路が使えなくなったとき、「東京―青梅」間や「靖国神社―箱根神社」間にルートが変更されたこともあります。戦中戦後の混乱により中止も多く、きちんとしたレースが出来るようになったのは昭和22年からです。現在、テレビで箱根駅伝ランナーが箱根路登りをしているのを見ると、平和のありがたみを感じます。

問1　箱根駅伝は（ 昭和9年 ・ 明治44年 ・ 大正9年 ）に始まった。
問2　大戦中、ルートが東京から（ 高崎 ・ 青梅 ・ 柏 ）までに変更になった。
問3　きちんとしたレースが出来るようになったのは
　　　（ 昭和22年 ・ 昭和32年 ・ 昭和42年 ）からである。

水曜日の練習9　話の記憶（1）の思い出し（5分）

前のページの文章を思い出しながら、正しいものに○をつけて下さい。

問1　100年以上前の詩は、（ 自由詩 ・ 定型詩 ・ 散文詩 ）が主流だった。

問2　ソネットとは（ 14行詩 ・ 短歌形式 ・ 連詩 ）のことをいう。

問3　詩という言葉は中国の（ 韻文 ・ 紀行文 ・ 叙述文 ）をさすこともある。

水曜日の練習10　話の記憶（2）の思い出し（5分）

前のページの文章を思い出しながら、正しいものに○をつけて下さい。

問1　箱根駅伝は（ 昭和9年 ・ 明治44年 ・ 大正9年 ）に始まった。

問2　大戦中、ルートが東京から（ 高崎 ・ 青梅 ・ 柏 ）までに変更になった。

問3　きちんとしたレースが出来るようになったのは
　　　（ 昭和22年 ・ 昭和32年 ・ 昭和42年 ）からである。

水曜日の練習11　名前の記憶の再度の思い出し（5分）

前の練習を思い出して、「　　　　　」に映画の名前を書き入れましょう。

1.「　　　　　　　」
出演　ジョン・ウェインなど。メキシコの機関車の話。
2.「　　　　　　」
出演　若尾文子　小林桂樹など。平和な家庭の息子に訪れた危機の話。
3.「　　　　　　人生」
出演　鶴田浩二など。三代目跡取りの話。

水曜日の練習12　6つの言葉の再度の思い出し（5分）

下の言葉の中から、前の練習で選んだ6つの言葉を探して○をつけましょう。

レギュラー　　ブラック　　水出し　　エスプレッソ　　グアテマラ　　エチオピア
キリマンジャロ　　喫茶　　カフェオレ　　カフェラテ　　カップ　　ストレート
ブレンド　　マイルド　　ロースト　　モカ　　コロンビア　　ブラジル　　シュガー
ミルク　　ブルーマウンテン　　缶コーヒー　　クリーム　　コーヒー豆　　粗挽き
マグカップ　　焙煎　　アイスコーヒー　　カフェイン　　チョコレート　　マドラー
アメリカン　　コーヒーゼリー　　ネルドリップ　　カプチーノ　　サイフォン

水曜日の練習13　絵につけた文章の再度の思い出し（5分）

前の練習で、絵につけた文章を思い出して書きましょう。

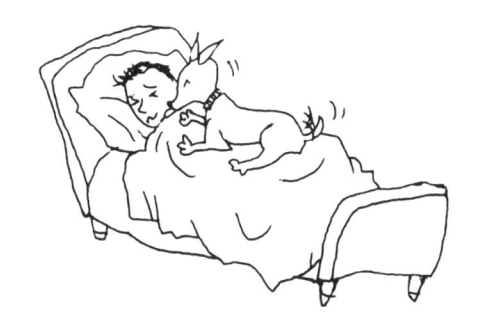

水曜日の練習14　話の記憶（1）の再度の思い出し（5分）

前の文章を思い出しながら、正しいものに○をつけて下さい。

問1　100年以上前の詩は、（ 自由詩 ・ 定型詩 ・ 散文詩 ）が主流だった。

問2　ソネットとは（ 14行詩 ・ 短歌形式 ・ 連詩 ）のことをいう。

問3　詩という言葉は中国の（ 韻文 ・ 紀行文 ・ 叙述文 ）をさすこともある。

水曜日の練習15　話の記憶（2）の再度の思い出し（5分）

前の文章を思い出しながら、正しいものに○をつけて下さい。

問1　箱根駅伝は（ 昭和9年 ・ 明治44年 ・ 大正9年 ）に始まった。

問2　大戦中、ルートが東京から（ 高崎 ・ 青梅 ・ 柏 ）までに変更になった。

問3　きちんとしたレースが出来るようになったのは

　　（ 昭和22年 ・ 昭和32年 ・ 昭和42年 ）からである。

水曜日の練習の自己採点

あなたの水曜日の思い出しは、100点満点でそれぞれ何点くらいと予想されますか？
　話の思い出しはどうでしたか？　　　　　　　　点
　名前の思い出しはどうでしたか？　　　　　　　点
　6つの言葉の思い出しはどうでしたか？　　　　点
　絵につけた文章の思い出しはどうでしたか？　　点

あなたはふだん、どんなものを覚えようとしていますか？下のアンケートで該当する番号に丸をつけましょう。
1. テレビの朝の天気予報は覚える
2. 見たいテレビ番組の時間を、新聞のテレビ欄を見て覚える
3. 買い物はメモを持ってゆくが、なるべくメモを見ないで思い出すようにしている
4. 電話をかけてきた人の名前はメモするが、それを見ないで伝えるようにする
5. この練習が始まってから、なんでも覚えるように努力している
6. 特に覚える努力はしていない

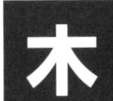

木曜日の練習 　準備するもの：鉛筆かペン、国語の辞書

木曜日の練習1　名前の記憶（5分）

次に、映画の情報があります。題名の下線部を書いて覚えましょう。

1.「<u>おかしなおかしな石器人</u>」
出演　リンゴ・スターなど。石器人のラブストーリー。

2.「<u>仕掛け人梅安</u>」
出演　萬屋錦之助、真行寺君枝など。江戸時代の闇家業の話。

3.「<u>魔界転生</u>」
出演　千葉真一、沢田研二など。島原の乱で知られる天草四郎の話。

木曜日の練習2　6つの言葉（5分）

次に、アメリカの州に関係する単語を並べます。このうち好きな6つの言葉を選んで書いて覚えましょう。あとでそれらの単語を思い出していただきます。

ハワイ　　インディアナ　　イリノイ　　アラバマ　　コネチカット　　アリゾナ　　フロリダ
ジョージア　　カリフォルニア　　ネバダ　　ニューヨーク　　アーカンソー　　ワシントン　　アイダホ
モンタナ　　ミシガン　　ミシシッピー　　ネブラスカ　　ミネソタ　　ルイジアナ　　テネシー　　ユタ
コロラド　　バージニア　　バーモント　　ウィスコンシン　　ウェストバージニア　　ロードアイランド
サウスダコタ　　モンタナ

好きな6つの州

木曜日の練習3　絵につけた文章（5分）

絵を見てその横に書いてある文章を何度か書いて覚えましょう。

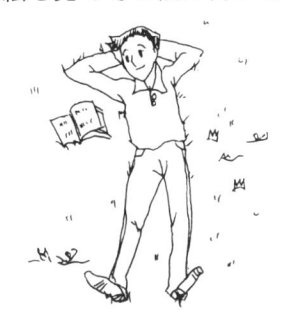

「天気のいい日は　ここで読書するんだ」

木曜日の練習4　名前の記憶の思い出し（5分）

前ページの練習を思い出して、「　　　　」に映画の名前を書き入れましょう。

1.「　　　　　　　　」
出演　リンゴ・スターなど。石器人のラブストーリー。

2.「　　　　梅安」
出演　萬屋錦之助、真行寺君枝など。江戸時代の闇家業の話。

3.「　　　　　」
出演　千葉真一、沢田研二など。島原の乱で知られる天草四郎の話。

木曜日の練習5　6つの言葉の思い出し（5分）

下の言葉の中から、前ページの練習で選んだ6つの言葉を探して○をつけましょう。

ウェストバージニア　　ロードアイランド　　サウスダコタ　　モンタナ　　ハワイ
インディアナ　　イリノイ　　アラバマ　　コネチカット　　アリゾナ　　フロリダ
ジョージア　　カリフォルニア　　ネバダ　　ミシガン　　ミシシッピー　　ネブラスカ
ミネソタ　　ルイジアナ　　テネシー　　ユタ　　コロラド　　バージニア　　バーモント
ウィスコンシン　　ニューヨーク　　アーカンソー　　ワシントン　　アイダホ　　モンタナ

木曜日の練習6　絵につけた文章の思い出し（5分）

前ページの絵につけた文章を思い出して書きましょう。

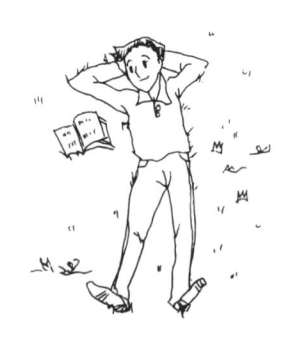

木曜日の練習7　話の記憶 (1)（5分）

次に、法要についての話があります。それを覚えて下の質問で正しいものに○をつけましょう。次ページでまた思い出して書いていただきます。

　仏式では通常、火葬場から帰ってきてすぐ「精進落とし」という会食を行います。本当は葬式から7日後に「初七日法要」を行うべきなのですが、初七日法要を精進落としの時に同時に行うことが多いようです。その後は「四十九日法要」「一周忌」「三回忌」「七回忌」と続きます。僧侶へのお礼は、喪主から「戒名料」と「読経料」をあわせて渡すのが普通ですが、その際表書きは「お布施」と書きます。

問1　火葬場から帰ってすぐ、（ お通夜 ・ 精進落とし ・ 葬儀 ）を行います。
問2　初七日法要のあとに行われるのは（ 四十九日 ・ 一周忌 ・ 三回忌 ）法要だ。
問3　僧侶に渡すお金の表書きには（ お礼 ・ ご霊前 ・ お布施 ）と書く。

木曜日の練習8　話の記憶 (2)（5分）

次に、高校野球についての話があります。それを覚えて下の質問で正しいものにマルをしましょう。次ページでまた思い出して書いていただきます。

　春のセンバツ大会は通常、各地方の秋季大会をもとに選ばれた32の高校が出場します。ところが2001年の第73回大会から「21世紀枠」という枠が出来ました。これは過疎や大雪などの不利な環境にある高校、あるいは地域に大きく貢献している高校が選ばれます。そのほか、第75回大会では「希望枠」という枠も出来ましたが、これは守備力のあるチームが選ばれます。

問1　通常、春のセンバツ大会に出場するのは（ 32校 ・ 49校 ・ 50校 ）です。
問2　73回大会から出来たのが（ 補欠枠 ・ 21世紀枠 ・ 未来枠 ）です。
問3　「希望枠」は、（ 守備力 ・ 本塁打数 ・ 投手力 ）で選ばれます。

木曜日の練習9　話の記憶（1）の思い出し（5分）

前のページの話を思い出して、正しいものに○をつけましょう。

問1　火葬場から帰ってすぐ、（ お通夜 ・ 精進落とし ・ 葬儀 ）を行います。

問2　初七日法要のあとに行われるのは（ 四十九日 ・ 一周忌 ・ 三回忌 ）法要だ。

問3　僧侶に渡すお金の表書きには（ お礼 ・ ご霊前 ・ お布施 ）と書く。

木曜日の練習10　話の記憶（2）の思い出し（5分）

前のページの話を思い出して、正しいものに○をつけましょう。

問1　通常、春のセンバツ大会に出場するのは（ 32校 ・ 49校 ・ 50校 ）です。

問2　73回大会から出来たのが（ 補欠枠 ・ 21世紀枠 ・ 未来枠 ）です。

問3　「希望枠」は、（ 守備力 ・ 本塁打数 ・ 投手力 ）で選ばれます。

木曜日の練習11　名前の記憶の再度の思い出し（5分）

前の練習を思い出して、映画の題名を「　」に書きましょう。

1. 「　　　　　　　　　」
出演　リンゴ・スターなど。石器人のラブストーリー。
2. 「　　　　　梅安」
出演　萬屋錦之助、真行寺君枝など。江戸時代の闇家業の話。
3. 「　　　　　　」
出演　千葉真一、沢田研二など。島原の乱で知られる天草四郎の話。

木曜日の練習12　6つの言葉の再度の思い出し（5分）

下の言葉の中から、前の練習で選んだ6つの言葉を探して○をつけましょう。

ウェストバージニア　　ロードアイランド　　サウスダコタ　　モンタナ　　ハワイ
インディアナ　　イリノイ　　アラバマ　　コネチカット　　アリゾナ　　フロリダ
ジョージア　　カリフォルニア　　ネバダ　　ミシガン　　ミシシッピー　　ネブラスカ
ミネソタ　　ルイジアナ　　テネシー　　ユタ　　コロラド　　バージニア　　バーモント
ウィスコンシン　　ニューヨーク　　アーカンソー　　ワシントン　　アイダホ　　モンタナ

木曜日の練習13　絵につけた文章の再度の思い出し（5分）

前の練習で、絵につけた文章を思い出して書きましょう。

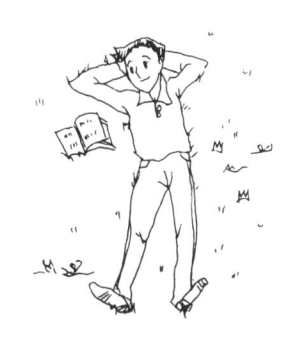

木曜日の練習14　話の記憶（1）の再度の思い出し（5分）

前の話を思い出して、正しいものに○をつけましょう。

問1　火葬場から帰ってすぐ、（ お通夜 ・ 精進落とし ・ 葬儀 ）を行います。

問2　初七日法要のあとに行われるのは（ 四十九日 ・ 一周忌 ・ 三回忌 ）法要だ。

問3　僧侶に渡すお金の表書きには（ お礼 ・ ご霊前 ・ お布施 ）と書く。

木曜日の練習15　話の記憶（2）の再度の思い出し（5分）

前の話を思い出して、正しいものに○をつけましょう。

問1　通常、春のセンバツ大会に出場するのは（ 32校 ・ 49校 ・ 50校 ）です。

問2　73回大会から出来たのが（ 補欠枠 ・ 21世紀枠 ・ 未来枠 ）です。

問3　「希望枠」は、（ 守備力 ・ 本塁打数 ・ 投手力 ）で選ばれます。

木曜日の練習の自己採点

あなたの木曜日の思い出しは、100点満点でそれぞれ何点くらいと予想されますか？
　　話の思い出しはどうでしたか？　　　　　　　　点
　　名前の思い出しはどうでしたか？　　　　　　　点
　　6つの言葉の思い出しはどうでしたか？　　　　点
　　絵につけた文章の思い出しはどうでしたか？　　点

あなたはふだん、どんなものを覚えようとしていますか？下のアンケートで該当する番号に丸をつけましょう。
1. テレビの朝の天気予報は覚える
2. 見たいテレビ番組の時間を、新聞のテレビ欄を見て覚える
3. 買い物はメモを持ってゆくが、なるべくメモを見ないで思い出すようにしている
4. 電話をかけてきた人の名前はメモするが、それを見ないで伝えるようにする
5. この練習が始まってから、なんでも覚えるように努力している
6. 特に覚える努力はしていない

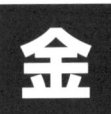

金曜日の練習　準備するもの：鉛筆かペン、国語の辞書

金曜日の練習1　名前の記憶（5分）

次に、映画の情報があります。題名の下線部を書いて覚えましょう。

1.「シクロ」
出演　トニー・レオンなど。ベトナムの裏家業の話。

2.「遙かなる甲子園」
出演　三浦友和など。聴覚障害をもつ高校生が野球に打ち込む話。

3.「女がいちばん似合う職業」
出演　桃井かおりなど。女性刑事の話。

金曜日の練習2　6つの言葉（5分）

次に、夏に関係する単語を並べます。このうち好きな言葉を6つ選んで書いて覚えましょう。あとでそれらの単語を思い出していただきます。

かき氷　　絵日記　　あさがお　　扇風機　　すいか割り　　海水浴　　ひまわり　　ラジオ体操　　やぶ蚊
プール　　炎天下　　35度　　クーラー　　きゅうり　　お盆　　お墓参り　　麦わら帽子　　夏やせ
半袖　　クリームソーダ　　サンダル　　リゾート　　冷蔵庫　　なすび　　虫捕りあみ　　虫さされ
肝だめし　　夏期講習　　蚊取り線香　　汗かき　　Tシャツ　　オレンジジュース　　ヨット　　海開き
花火大会　　ゆかた　　熱帯夜　　うなぎ　　ソフトクリーム　　日焼け止め

好きな6つの言葉

金曜日の練習3　絵につけた文章（5分）

絵を見てその横に書いてある文章を何度か書いて覚えましょう。

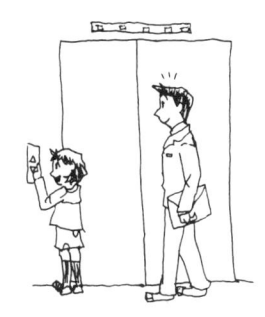

「ボタンを代わりに押してあげる」

金曜日の練習4　名前の記憶の思い出し（5分）

次の言葉のなかで、あなたが練習2で覚えた5つの言葉に○をつけましょう。

1.「　　　　　　」
出演　トニー・レオンなど。　ベトナムの裏家業の話。

2.「遙かなる　　　　　　」
出演　三浦友和など。聴覚障害をもつ高校生が野球に打ち込む話。

3.「女がいちばん　　　　　　　」
出演　桃井かおりなど。女性刑事の話。

金曜日の練習5　6つの言葉の思い出し（5分）

下の言葉の中から、前ページの練習で選んだ6つの言葉を探して○をつけましょう。

蚊取り線香　　汗かき　　Tシャツ　　オレンジジュース　　ヨット　　海開き　　かき氷
絵日記　　あさがお　　扇風機　　すいか割り　　海水浴　　ひまわり　　お盆
お墓参り　　麦わら帽子　　夏やせ　　半袖　　クリームソーダ　　サンダル　　リゾート
冷蔵庫　　なすび　　虫捕りあみ　　虫さされ　　肝だめし　　夏期講習　　花火大会
ゆかた　　熱帯夜　　うなぎ　　ソフトクリーム　　日焼け止め　　ラジオ体操
やぶ蚊　　プール　　炎天下　　35度　　クーラー　　きゅうり

金曜日の練習6　絵につけた文章の思い出し（5分）

前ページの絵につけた文章を思い出して書きましょう。

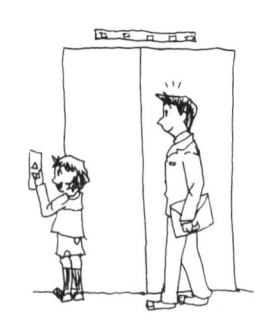

金曜日の練習7　話の記憶（1）（5分）

次に、栗きんとんについての文章があります。それを覚えて下の質問に答えましょう。次ページでまた、思い出して書いていただきます。

　栗きんとんはお正月に食べる料理の代表格です。栗きんとんは栗のイメージが強いのですが、サツマイモも多く含まれています。サツマイモはゆでて、裏ごしして、お砂糖などと一緒に混ぜます。また、栗きんとんの鮮やかな色を出すには、クチナシの実を使います。

問1　栗きんとんは、おもに（ 七五三 ・ 結婚式 ・ お正月 ）に食べる。
問2　栗以外にも（ サツマイモ ・ ジャガイモ ・ トロロイモ ）が含まれる。
問3　栗きんとんの色を出すには（ 香辛料 ・ クチナシ ・ ショウガ ）を使う。

金曜日の練習8　話の記憶（2）（5分）

次に、ストレスの話があります。それを覚えて、下の質問に答えましょう。次ページでまた思い出して書いていただきます。

　ストレスという言葉は、もとは物理学の用語で、「外からの力による物体のゆがみ」という意味でした。それを人体に応用したのがセリエの「ストレス学説」で、そこでは、ストレスを与える原因となる刺激を「ストレッサー」と呼び、ストレッサーによって身体に生じたゆがみを「ストレス反応」と呼びました。「ストレス反応」は、「警告反応期」「抵抗期」「疲へい期」の3段階に分かれます。

問1　ストレスという用語は、もとは（ 物理学 ・ 化学 ・ 情報学 ）の用語だった。
問2　ストレスを与える原因になるものを
　　　（ ストレッチャー ・ ストレッサー ・ コレステロール ）と呼ぶ。
問3　セリエの「ストレス学説」では、「ストレス反応」は
　　　（ 5段階 ・ 3段階 ・ 8段階 ）に分かれる。

金曜日の練習9　話の記憶（1）の思い出し（5分）

前のページの話を思い出して、正しいものに〇をつけましょう。

問1　栗きんとんは、おもに（ 七五三 ・ 結婚式 ・ お正月 ）に食べる。

問2　栗以外にも（ サツマイモ ・ ジャガイモ ・ トロロイモ ）が含まれる。

問3　栗きんとんの色を出すには（ 香辛料 ・ クチナシ ・ ショウガ ）を使う。

金曜日の練習10　話の記憶（2）の思い出し（5分）

前のページの話を思い出して、正しいものに〇をつけましょう。

問1　ストレスという用語は、もとは（ 物理学 ・ 化学 ・ 情報学 ）の用語だった。

問2　ストレスを与える原因になるものを
　　　（ ストレッチャー ・ ストレッサー ・ コレステロール ）と呼ぶ。

問3　セリエの「ストレス学説」では、「ストレス反応」は
　　　（ 5段階 ・ 3段階 ・ 8段階 ）に分かれる。

金曜日の練習11　名前の記憶の再度の思い出し（5分）

前の練習を思い出して、「　　　　　」に映画の名前を書き入れましょう。

1.「　　　　　　」
出演　トニー・レオンなど。　ベトナムの裏家業の話。
2.「遙かなる　　　　　　　」
出演　三浦友和など。聴覚障害をもつ高校生が野球に打ち込む話。
3.「女がいちばん　　　　　　　」
出演　桃井かおりなど。女性刑事の話。

金曜日の練習12　6つの言葉の再度の思い出し（5分）

前の練習で選んだ6つの言葉を探して○をつけましょう。

蚊取り線香　　汗かき　　Tシャツ　　オレンジジュース　　ヨット　　海開き　　かき氷
絵日記　　あさがお　　扇風機　　すいか割り　　海水浴　　ひまわり　　お盆
お墓参り　　麦わら帽子　　夏やせ　　半袖　　クリームソーダ　　サンダル　　リゾート
冷蔵庫　　なすび　　虫捕りあみ　　虫さされ　　肝だめし　　夏期講習　　花火大会
ゆかた　　熱帯夜　　うなぎ　　ソフトクリーム　　日焼け止め　　ラジオ体操　　やぶ蚊
プール　　炎天下　　35度　　クーラー　　きゅうり

金曜日の練習13　絵につけた文章の再度の思い出し（5分）

前の練習で、絵につけた文章を思い出して書きましょう。

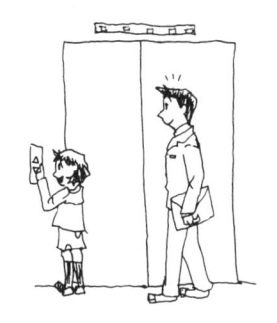

金曜日の練習14　話の記憶（1）の再度の思い出し（5分）

前の練習の話を思い出して、書いてみましょう。

問1　栗きんとんは、おもに（ 七五三 ・ 結婚式 ・ お正月 ）に食べる。

問2　栗以外にも（ サツマイモ ・ ジャガイモ ・ トロロイモ ）が含まれる。

問3　栗きんとんの色を出すには（ 香辛料 ・ クチナシ ・ ショウガ ）を使う。

金曜日の練習15　話の記憶（2）の再度の思い出し（5分）

前の練習の話を思い出して、書いてみましょう。

問1　ストレスという用語は、もとは（ 物理学 ・ 化学 ・ 情報学 ）の用語だった。

問2　ストレスを与える原因になるものを

　　（ ストレッチャー ・ ストレッサー ・ コレステロール ）と呼ぶ。

問3　セリエの「ストレス学説」では、「ストレス反応」は

　　（ 5段階 ・ 3段階 ・ 8段階 ）に分かれる。

金曜日の練習の自己採点

あなたの金曜日の思い出しは、100点満点でそれぞれ何点くらいと予想されますか？
　話の思い出しはどうでしたか？　　　　　　　　　点
　名前の思い出しはどうでしたか？　　　　　　　　点
　6つの言葉の思い出しはどうでしたか？　　　　　点
　絵につけた文章の思い出しはどうでしたか？　　　点

あなたはふだん、どんなものを覚えようとしていますか？下のアンケートで該当する番号に丸をつけましょう。
　1．テレビの朝の天気予報は覚える
　2．見たいテレビ番組の時間を、新聞のテレビ欄を見て覚える
　3．買い物はメモを持ってゆくが、なるべくメモを見ないで思い出すようにしている
　4．電話をかけてきた人の名前はメモするが、それを見ないで伝えるようにする
　5．この練習が始まってから、なんでも覚えるように努力している
　6．特に覚える努力はしていない

（第4週）

月

月曜日の練習　準備するもの：鉛筆かペン、国語の辞書

月曜日の練習1　名前の記憶（5分）

次に、功績のあった人のプロフィールがあります。名前と作品を何度か書いて覚えましょう。

1．いわさきちひろ
戦後の児童画家であり絵本作家。福井県で生まれ、東京で育つ。
代表作は「あめのひのおるすばん」「ことりのくるひ」「戦火のなかの子どもたち」。

2．滝廉太郎
　明治期の作曲家。代表作は歌曲集「四季」や「荒城の月」。

3．夏目漱石
明治から大正初期にかけての小説家。ロンドンに留学する。
代表作は「我輩は猫である」「坊っちゃん」「倫敦塔」。

月曜日の練習2　6つの言葉（5分）

次に、食べ物に関係する単語を並べます。このうち好きな6つの言葉を選んで書いて覚えましょう。あとでそれらの単語を思い出していただきます。

おでん　そうめん　ゆで卵　昆布巻き　ケーキ　玉ねぎ　しょうが焼き　うどん　海苔
すいとん　春巻き　揚げ出し豆腐　きゅうり　くしだんご　豚肉　豆ご飯　味噌汁　たくあん
納豆巻き　ラーメン　アスパラガス　きなこ餅　てんぷら　こんにゃく　りんごジュース
トマト　かきフライ　ニラレバ　鮭マリネ　アジのひもの　ナポリタン　油揚げ　さやえんどう
チーズ　まんじゅう　焼きそば　イカ刺し　みそ田楽　焼き魚　乾パン

好きな6つの言葉

月曜日の練習3　絵につけた文章（5分）

下の絵につけた文章を何度か書いて覚えましょう。

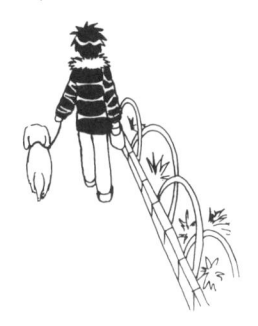

「きょうはどこまで散歩しようか？」

月曜日の練習4　名前の記憶の思い出し（5分）

前ページの練習を思い出して、「　　　　　」に名前を書き入れましょう。

1.「　　　　　　　　」
戦後の児童画家であり絵本作家。福井県で生まれ、東京で育つ。
代表作は「あめのひのおるすばん」「ことりのくるひ」「戦火のなかの子どもたち」など。

2.「　　　　　　　　」
明治期の作曲家。代表作は歌曲集「四季」や「荒城の月」など。

3.「　　　　　　　　」
明治から大正初期にかけての小説家。ロンドンに留学する。
代表作は「我輩は猫である」「坊っちゃん」「倫敦塔」など。

月曜日の練習5　6つの言葉の思い出し（5分）

下の言葉の中から、前ページの練習で選んだ6つの言葉を探して○をつけましょう。

おでん　　そうめん　　ゆで卵　　昆布巻き　　ケーキ　　玉ねぎ　　しょうが焼き
ニラレバ　　鮭マリネ　　アジのひもの　　納豆巻き　　ラーメン　　アスパラガス
ナポリタン　　油揚げ　　さやえんどう　　チーズ　　まんじゅう　　焼きそば　　イカ刺し
みそ田楽　　焼き魚　　乾パン　　うどん　　海苔　　すいとん　　春巻き　　揚げ出し豆腐
きゅうり　　くしだんご　　豚肉　　豆ご飯　　味噌汁　　たくあん　　きなこ餅
てんぷら　　こんにゃく　　りんごジュース　　トマト　　かきフライ

月曜日の練習6　絵につけた文章の思い出し（5分）

前ページの絵につけた文章を思い出して書きましょう。

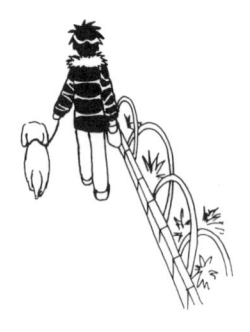

月曜日の練習7　話の記憶（1）（5分）

次に、静岡県の知られざる名所についての話があります。それを覚えて下の質問に答えましょう。次ページでまた思い出して書いていただきます。

　焼津というと、全国でも有数の水揚げ高を誇る焼津港が有名ですね。また、港の南方、静岡に近い位置にあるのが大崩海岸ですが、ここでは4キロにもわたる断崖絶壁の壮大な風景が楽しめます。また、焼津黒潮温泉の露天風呂からは、富士山や伊豆半島の雄大な景色を楽しむことができます。

問1　焼津で有名なのは何だと書いてありますか？

問2　大崩海岸の特徴をあげましょう。

問3　焼津自慢をあなたの文章で書いてみましょう。問1や問2の答えと重なってもけっこうです。

月曜日の練習8　話の記憶（2）（5分）

次に、横山大観の話があります。その話を覚えて下の質問に答えましょう。次ページでまた、思い出して書いていただきます。

　国立博物館の平成館での横山大観の特別展では、「迷子」という作品がありました。世界の宗教創始者のなかで不安そうな小さな若者がいる絵です。その若者は、まるで、日本という国を代表しているかのようです。台東区池之端にある横山大観記念館は週3日開館しています。

下の文章で、正しい言葉に○をしましょう。

問1　横山大観の特別展の開催場所は、（　平成館　・　本館　・　法隆寺館　）
問2　横山大観記念館の開催は、（　毎日　・　週3日　・　土日のみ　）
問3　横山大観記念館の場所は、（　池之端　・　本郷　・　谷中　）

月曜日の練習9　話の記憶（1）の思い出し（5分）

前ページの話を思い出して、正しい言葉に○をつけましょう。

問1　焼津で有名なのは何だと書いてありますか？

問2　大崩海岸の特徴をあげましょう。

問3　焼津自慢をあなたの文章で書いてみましょう。問1や問2の答えと重なってもけっこうです。

月曜日の練習10　話の記憶（2）の思い出し（5分）

前ページの話を思い出して、正しい言葉に○をつけましょう。

問1　横山大観の特別展の開催場所は、（　平成館　・　本館　・　法隆寺館　）

問2　横山大観記念館の開催は、（　毎日　・　週3日　・　土日のみ　）

問3　横山大観記念館の場所は、（　池之端　・　本郷　・　谷中　）

月曜日の練習11　名前の記憶の再度の思い出し（5分）

次の方々の代表作をひとつ思い出して書いてみて下さい。

1．いわさきちひろ

2．滝廉太郎

3．夏目漱石

月曜日の練習12　6つの言葉の再度の思い出し（5分）

下の言葉の中から、練習で選んだ6つの食べ物の言葉を探して○をつけましょう。

おでん　　そうめん　　ゆで卵　　昆布巻き　　ケーキ　　玉ねぎ　　しょうが焼き
ニラレバ　　鮭マリネ　　アジのひもの　　納豆巻き　　ラーメン　　アスパラガス
ナポリタン　　油揚げ　　さやえんどう　　チーズ　　まんじゅう　　焼きそば　　イカ刺し
みそ田楽　　焼き魚　　乾パン　　うどん　　海苔　　すいとん　　春巻き　　揚げ出し豆腐
きゅうり　　くしだんご　　豚肉　　豆ご飯　　味噌汁　　たくあん　　きなこ餅
てんぷら　　こんにゃく　　りんごジュース　　トマト　　かきフライ

月曜日の練習13　絵につけた文章の再度の思い出し（5分）

前の練習で、絵につけた文章を思い出して書きましょう。

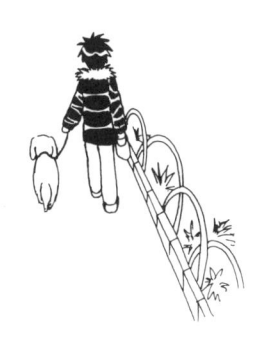

月曜日の練習14　話の記憶（1）の再度の思い出し（5分）

練習の話を思い出して下の質問に答えましょう。

問1　焼津で有名なのは何だと書いてありましたか？

問2　大崩海岸の特徴をあげましょう。

問3　焼津自慢をあなたの文章で書いてみましょう。問1や問2の答えと重なってもけっこうです。

月曜日の練習15　話の記憶（2）の再度の思い出し（5分）

前に出てきた話を思い出して、正しいものに○をつけましょう。

問1　横山大観の特別展の開催場所は、（　平成館　・　本館　・　法隆寺館　）
問2　横山大観記念館の開催は、（　毎日　・　週3日　・　土日のみ　）
問3　横山大観記念館の場所は、（　池之端　・　本郷　・　谷中　）

月曜日の練習の自己採点

あなたの月曜日の思い出しは、100点満点でそれぞれ何点くらいと予想されますか？
　　話の思い出しはどうでしたか？　　　　　　　　　　　　点
　　名前の思い出しはどうでしたか？　　　　　　　　　　　点
　　6つの言葉の思い出しはどうでしたか？　　　　　　　　点
　　絵につけた文章の思い出しはどうでしたか？　　　　　　点

あなたはふだん、どんなものを覚えようとしていますか？下のアンケートで該当する番号に丸をつけましょう。
　1．テレビの朝の天気予報は覚える
　2．見たいテレビ番組の時間を、新聞のテレビ欄を見て覚える
　3．買い物はメモを持ってゆくが、なるべくメモを見ないで思い出すようにしている
　4．電話をかけてきた人の名前はメモするが、それを見ないで伝えるようにする
　5．この練習が始まってから、なんでも覚えるように努力している
　6．特に覚える努力はしていない

火曜日の練習　　準備するもの：鉛筆かペン、国語の辞書

火曜日の練習1　　名前の記憶（5分）

次に、功績のあった人のプロフィールがあります。名前と作品を何度か書いて覚えましょう。

1．芥川龍之介
小説家。代表作は「蜘蛛の糸」「鼻」「杜子春（とししゅん）」など。

2．与謝野晶子
歌人。代表作は「みだれ髪」「君死にたまふこと勿れ」など。

3．雪舟
水墨画の巨匠。代表作は「山水長巻」「破墨山水図」など。

火曜日の練習2　　6つの言葉（5分）

次に、日本の新幹線や特急列車の名称があります。あなたの好きな列車名6つを選んで、書いて覚えましょう。あとで思い出して頂きます。

あかぎ　　あかつき　　あけぼの　　あさかぜ　　あさぎり　　あさま　　あずさ　　あやめ　　有明
いしづち　　出雲　　いなほ　　うずしお　　踊り子　　かいじ　　かもめ　　きのさき　　きらめき
きりしま　　くろしお　　こだま　　こまち　　さくら　　さざなみ　　しおかぜ　　しおさい　　とかち
とき　　なすの　　にちりん　　日本海　　のぞみ　　はくたか　　白鳥　　はしだて　　はまかぜ
はやて　　はやぶさ　　はるか　　ひかり　　ひだ　　富士　　北斗星　　むろと

選んだ6つの列車名

火曜日の練習3　　絵につけた文章（5分）

絵を見てその横に書いてある文章を何度か書いて覚えましょう。

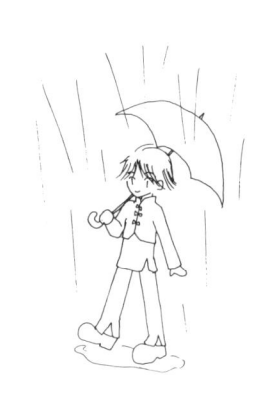

「雨が降ってもこの靴なら大丈夫だよ」

火曜日の練習4　名前の記憶の思い出し（5分）

前ページの練習を思い出して、「　　　　」に名前を書き入れましょう。

1.「　　　　　　　」
小説家。代表作は「蜘蛛の糸」「鼻」「杜子春」など。
2.「　　　　　　　」
歌人。代表作は「みだれ髪」「君死にたまふこと勿れ」など。
3.「　　　　　　　」
水墨画の巨匠。代表作は「山水長巻」「破墨山水図」など。

火曜日の練習5　6つの言葉の思い出し（5分）

下の言葉の中から、前ページの練習で選んだ6つの言葉を探して○をつけましょう。

かもめ　　きのさき　　きらめき　　いなほ　　うずしお　　踊り子　　かいじ　　白鳥
きりしま　　くろしお　　こだま　　こまち　　さくら　　さざなみ　　しおかぜ　　しおさい
とかち　　とき　　なすの　　にちりん　　日本海　　のぞみ　　はくたか　　はしだて
はまかぜ　　あかぎ　　あかつき　　あけぼの　　あさかぜ　　あさぎり　　あさま
あずさ　　あやめ　　有明　　いしづち　　出雲　　はやて　　はやぶさ　　はるか
ひかり　　ひだ　　富士　　北斗星　　むろと

火曜日の練習6　絵につけた文章の思い出し（5分）

前ページの絵につけた文章を思い出して書きましょう。

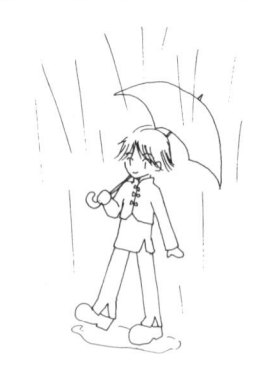

火曜日の練習7　話の記憶（1）（5分）

次に、肥満についての文章があります。それを覚えて下の質問に答えましょう。次ページでまた思い出して書いていただきます。

　Body Mass Index（BMI）とは、体重（Kg）を身長（m）の2乗で割った値です。これが26以上であると、肥満とみなされます。はなはだしい肥満は糖尿病や心臓病の危険因子です。痩せるためには、もちろん運動も大切ですが、まずは食事内容を見直すことが第一です。揚げ物や炒め物は控えめにして、野菜類を中心にした食事を心がけましょう。

問1　あなたのBMIを計算しましょう。また、BMIの計算方法を覚えましょう。

問2　はなはだしい肥満はどのような病気の危険因子ですか？

問3　痩せるためにはどのようなことをすれば良いと書いてありますか？

火曜日の練習8　話の記憶（2）（5分）

次に、稲荷神社についての文章があります。それを覚えて下の質問に答えましょう。次ページでまた、思い出して書いていただきます。

　稲荷神社のイメージといえば、赤い鳥居とコンコン狐に代表されるだろう。伏見に総本山があるものの、天神様や八幡様の神社がそれぞれ菅原道真と応神天皇を祭神（まつりがみ）としているのに対し、稲荷神社は祭神がはっきりしない。身近にいる動物である狐を、祭神に仕立て上げたのかもしれない。

問1　稲荷神社のイメージは、赤い鳥居と
　　　（　ワンワン狛犬　・　コンコン狐　・　キーキー猿　）に代表される。
問2　稲荷神社の総本山は（　伏見　・　市ヶ谷　・　盛岡　）にある。
問3　稲荷神社の祭神は、（　菅原道真　・　応神天皇　・　はっきりしない　）。

火曜日の練習9　話の記憶（1）の思い出し（5分）

前ページの練習の話を思い出して下の質問に答えましょう。

問1　BMIの計算方法を書きましょう。

問2　はなはだしい肥満はどのような病気の危険因子ですか？

問3　痩せるためにはどのようなことをすれば良いと書いてありますか？

火曜日の練習10　話の記憶（2）の思い出し（5分）

前ページの練習の話を思い出して、正しい言葉に○をつけましょう。

問1　稲荷神社のイメージは、赤い鳥居と
　　　（　ワンワン狛犬　・　コンコン狐　・　キーキー猿　）に代表される。

問2　稲荷神社の総本山は（　伏見　・　市ヶ谷　・　盛岡　）にある。

問3　稲荷神社の祭神は、（　菅原道真　・　応神天皇　・　はっきりしない　）。

火曜日の練習11　名前の記憶の再度の思い出し（5分）

次の方々の代表作をひとつ思い出して書いてみて下さい。

1. 芥川龍之介

2. 与謝野晶子

3. 雪舟

火曜日の練習12　6つの言葉の再度の思い出し（5分）

下の言葉の中から、前に選んだ6つの言葉を探して○をつけましょう。

かもめ　　きのさき　　きらめき　　いなほ　　うずしお　　踊り子　　かいじ　　白鳥
きりしま　　くろしお　　こだま　　こまち　　さくら　　さざなみ　　しおかぜ　　しおさい
とかち　　とき　　なすの　　にちりん　　日本海　　のぞみ　　はくたか　　はしだて
はまかぜ　　あかぎ　　あかつき　　あけぼの　　あさかぜ　　あさぎり　　あさま
あずさ　　あやめ　　有明　　いしづち　　出雲　　はやて　　はやぶさ　　はるか
ひかり　　ひだ　　富士　　北斗星　　むろと

火曜日の練習13　絵につけた文章の再度の思い出し（5分）

つぎの絵につけた文章を思い出して書きましょう。

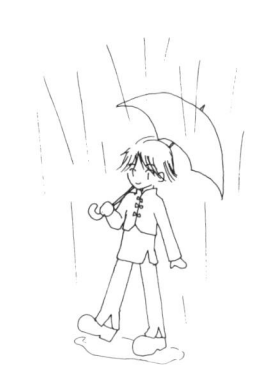

火曜日の練習14　話の記憶（1）の再度の思い出し（5分）

前の練習の話を思い出して下の質問に答えましょう。

問1　BMIの計算方法を書きましょう。

問2　はなはだしい肥満はどのような病気の危険因子ですか？

問3　痩せるためにはどのようなことをすれば良いと書いてありますか？

火曜日の練習15　話の記憶（2）の再度の思い出し（5分）

前の練習の話を思い出して、正しい言葉に○をつけましょう。

問1　稲荷神社のイメージは、赤い鳥居と
　　　（　ワンワン狛犬　・　コンコン狐　・　キーキー猿　）に代表される。

問2　稲荷神社の総本山は（　伏見　・　市ヶ谷　・　盛岡　）にある。

問3　稲荷神社の祭神は、（　菅原道真　・　応神天皇　・　はっきりしない　）。

火曜日の練習の自己採点

あなたの火曜日の思い出しは、100点満点でそれぞれ何点くらいと予想されますか？
　　　話の思い出しはどうでしたか？　　　　　　　　　　点
　　　名前の思い出しはどうでしたか？　　　　　　　　　点
　　　6つの言葉の思い出しはどうでしたか？　　　　　　点
　　　絵につけた文章の思い出しはどうでしたか？　　　　点

あなたはふだん、どんなものを覚えようとしていますか？下のアンケートで該当する番号に丸をつけましょう。
　　1. テレビの朝の天気予報は覚える
　　2. 見たいテレビ番組の時間を、新聞のテレビ欄を見て覚える
　　3. 買い物はメモを持ってゆくが、なるべくメモを見ないで思い出すようにしている
　　4. 電話をかけてきた人の名前はメモするが、それを見ないで伝えるようにする
　　5. この練習が始まってから、なんでも覚えるように努力している
　　6. 特に覚える努力はしていない

水曜日の練習　準備するもの：鉛筆かペン、国語の辞書

水曜日の練習1　名前の記憶（5分）

次に、功績のあった人のプロフィールがあります。名前と作品を何度か書いて覚えましょう。

1. ジャン＝ジャック・ルソー
18世紀にジュネーブで生まれた思想家。代表作は「社会契約論」「エミール」など。

2. 樋口一葉
現在の紙幣に用いられている女流作家。代表作は「にごりえ」「たけくらべ」など。

3. 草野心平
福島生まれの詩人。代表作は「第百階級」「定本蛙」など。

水曜日の練習2　6つの言葉（5分）

次に、猫に関係する単語を並べます。このうち好きな6つの言葉を選んで、書いて覚えましょう。あとでそれらの単語を思い出していただきます。

缶詰　ペルシャ　キャットショー　首輪　猫じゃらし　キャリコ　野良猫　チンチラ　交配
シャム　バリニーズ　ターキッシュバン　日本猫　雑種　しっぽ　またたび　ラグドール
キャットフード　予防接種　サバトラ　マンクス　茶トラ　キジトラ　アビシニアン
スフィンクス　グルーミング　発情期　血統書　シルバー　サマーカット　オッドアイ　獣医
去勢手術　アメリカンショートヘアー　ささみ　ドライフード　ロシアンブルー　猫砂

覚えた6つの言葉

水曜日の練習3　絵につけた文章（5分）

絵を見てその下に書いてある文章を何度か書いて覚えましょう。

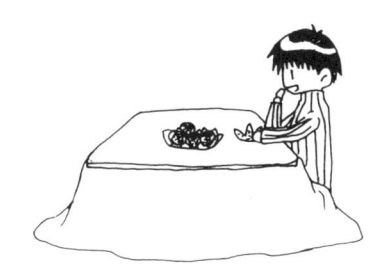

「みかんをもう4個も食べちゃった」

水曜日の練習4　名前の記憶の思い出し（5分）

前ページの練習を思い出して、「　　　　　」に名前を書き入れましょう。

1.「　　　　　　　　」
18世紀にジュネーブで生まれた思想家。代表作は「社会契約論」「エミール」など。
2.「　　　　　　　　」
現在の紙幣に用いられている女流作家。代表作は「にごりえ」「たけくらべ」など。
3.「　　　　　　　　」
福島生まれの詩人。代表作品に「第百階級」「定本蛙」など。

水曜日の練習5　6つの言葉の思い出し（5分）

下の言葉の中から、前ページの練習で選んだ6つの言葉を探して〇をつけましょう。

缶詰　　ペルシャ　　キャットショー　　首輪　　キジトラ　　アビシニアン　　血統書
スフィンクス　　グルーミング　　猫じゃらし　　キャリコ　　野良猫　　発情期
シルバー　　サマーカット　　オッドアイ　　獣医　　去勢手術　　ささみ　　茶トラ
アメリカンショートヘアー　　ドライフード　　ロシアンブルー　　猫砂　　チンチラ
交配　　シャム　　バリニーズ　　ターキッシュバン　　日本猫　　雑種　　しっぽ
またたび　　ラグドール　　キャットフード　　予防接種　　サバトラ　　マンクス

水曜日の練習6　絵につけた文章の思い出し（5分）

前ページの絵につけた文章を思い出して書きましょう。

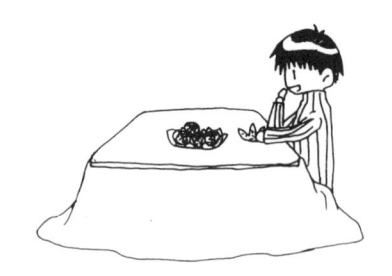

水曜日の練習7　話の記憶（1）（5分）

次に、プロ野球についての文章があります。それを覚えて下の質問に答えましょう。次ページでまた、思い出して書いていただきます。

　プロ野球には二つのリーグ、つまりセントラル・リーグとパシフィック・リーグがあります。これらは略して「セリーグ」「パリーグ」と呼ばれます。かつては、「人気のセ、実力のパ」と言われ、日本シリーズでもパリーグが勝つことが多かったのですが、フリーエージェント制によって有力選手がセリーグに来ることによって、セリーグも強くなってきたようです。

問1　プロ野球の二つのリーグ名を書きましょう。

問2　このふたつのリーグについて、かつてはどんなふうに言われていましたか？

問3　セリーグが強くなってきた理由をあげましょう。

水曜日の練習8　話の記憶（2）（5分）

次に、山手線についての文章があります。それをよく読んで下の質問で正しいものに○をつけましょう。次ページでまた、思い出して書いていただきます。

　一般に山手線（やまのてせん）といえば、環状線の代表的な路線です。山手線は一周するのに1時間程度で、新宿や渋谷、上野といった東京の主要な都市を走っています。環状といいますが、厳密には山手線の線路を上から見ると縦に長いハートのような形をしており、ハート形の下のほうにある大崎駅が、山手線で最も南にある駅です。山手線の進行方向については、「上り」「下り」という言葉はなく、上空から見て時計回りに走る列車を「外回り」と呼んでいます。

問1　山手線は1周するのに（　17分　・　30分　・　1時間　）かかる。
問2　山手線の駅でもっとも南にあるのは（　上野駅　・　品川駅　・　大崎駅　）である。
問3　山手線では時計回りの方向に走る電車のことを
　　　（　内回り　・　外回り　・　上り　）の列車と呼ぶ。

水曜日の練習9　話の記憶（1）の思い出し（5分）

前ページの練習の話を思い出して下の質問に答えましょう。

問1　プロ野球の二つのリーグ名を書きましょう。

問2　このふたつのリーグについて、かつてはどんなふうに言われていましたか？

問3　セリーグが強くなってきた理由をあげましょう。

水曜日の練習10　話の記憶（2）の思い出し（5分）

前のページの文章を思い出しながら、正しいものに○をつけて下さい。

問1　山手線は1周するのに（　17分　・　30分　・　1時間　）かかる。

問2　山手線の駅でもっとも南にあるのは（　上野駅　・　品川駅　・　大崎駅　）である。

問3　山手線では時計回りの方向に走る電車のことを
　　　（　内回り　・　外回り　・　上り　）の列車と呼ぶ。

水曜日の練習11　名前の記憶の再度の思い出し（5分）

次の方々の代表作をひとつ思い出して書いてみて下さい。

1．ジャン＝ジャック・ルソー

2．樋口一葉

3．草野心平

水曜日の練習12　6つの言葉の再度の思い出し（5分）

下の言葉の中から、前の練習で選んだ6つの言葉を探して〇をつけましょう。

缶詰	ペルシャ	キャットショー	首輪	キジトラ	アビシニアン	血統書
スフィンクス	グルーミング	猫じゃらし	キャリコ	野良猫	発情期	
シルバー	サマーカット	オッドアイ	獣医	去勢手術	ささみ	茶トラ
アメリカンショートヘアー	ドライフード	ロシアンブルー	猫砂	チンチラ		
交配	シャム	バリニーズ	ターキッシュバン	日本猫	雑種	しっぽ
またたび	ラグドール	キャットフード	予防接種	サバトラ	マンクス	

水曜日の練習13　絵につけた文章の再度の思い出し（5分）

前の練習で、絵につけた文章を思い出して書きましょう。

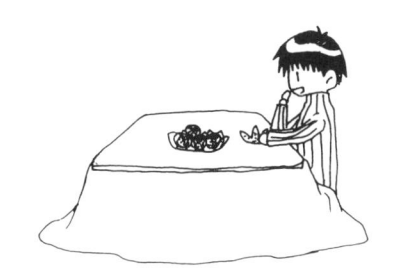

水曜日の練習14　話の記憶（1）の再度の思い出し（5分）

前の練習の話を思い出して書きましょう。

問1　プロ野球の二つのリーグ名を書きましょう。

問2　このふたつのリーグについて、かつてはどんなふうに言われていましたか？

問3　セリーグが強くなってきた理由をあげましょう。

水曜日の練習15　話の記憶（2）の再度の思い出し（5分）

前の文章を思い出しながら、正しいものに○をつけて下さい。

問1　山手線は1周するのに（　17分　・30分　・　1時間　）かかる。
問2　山手線の駅でもっとも南にあるのは（　上野駅　・　品川駅　・　大崎駅　）である。
問3　山手線では時計回りの方向に走る電車のことを
　　　　（　内回り　・　外回り　・　上り　）の列車と呼ぶ。

水曜日の練習の自己採点

あなたの水曜日の思い出しは、100点満点でそれぞれ何点くらいと予想されますか？
　　　話の思い出しはどうでしたか？　　　　　　　　　点
　　　名前の思い出しはどうでしたか？　　　　　　　　点
　　　6つの言葉の思い出しはどうでしたか？　　　　　点
　　　絵につけた文章の思い出しはどうでしたか？　　　点

あなたはふだん、どんなものを覚えようとしていますか？下のアンケートで該当する番号に丸をつけましょう。
　　1. テレビの朝の天気予報は覚える
　　2. 見たいテレビ番組の時間を、新聞のテレビ欄を見て覚える
　　3. 買い物はメモを持ってゆくが、なるべくメモを見ないで思い出すようにしている
　　4. 電話をかけてきた人の名前はメモするが、それを見ないで伝えるようにする
　　5. この練習が始まってから、なんでも覚えるように努力している
　　6. 特に覚える努力はしていない

木曜日の練習　準備するもの：鉛筆かペン、国語の辞書

木曜日の練習1　名前の記憶（5分）

次に、功績のあった人のプロフィールがあります。名前と作品を何度か書いて覚えましょう。

1．ジョン・レノン
英国のロックバンド「ビートルズ」の一員でオノヨーコの夫君。代表作は「イマジン」「マインド・ゲーム」など。

2．川端康成
ノーベル文学賞を受賞した作家。代表作は「伊豆の踊り子」「雪国」など。

3．柳宗悦（やなぎむねよし）
日本民芸館の創設者。代表作は「美の法門」「民芸四十年」など。

木曜日の練習2　6つの言葉（5分）

次に、絵画に関係する単語を並べます。このうち好きな6つの言葉を選んで、書いて覚えましょう。あとでそれらの単語を思い出していただきます。

デザイン　色合い　パレット　筆さばき　日曜画家　肖像画　宮廷画家　ルノアール　絵の具
キャンバス　版画　ダヴィンチ　デッサン　油彩　ゴッホ　写実画　芸術療法　マティス
水彩　イーゼル　画板　ペン先　抽象画　展覧会　絵はがき　背景　モナリザ　連作
二科展　画廊　葛飾北斎　アクリル絵の具　エッチング　風刺画　サルバトール・ダリ
ゴヤ　図画工作　「ひまわり」　静物画　レンブラント　構図　ルネッサンス

覚えた6つの言葉

木曜日の練習3　絵につけた文章（5分）

絵を見てその横に書いてある文章を何度か書いて覚えましょう。

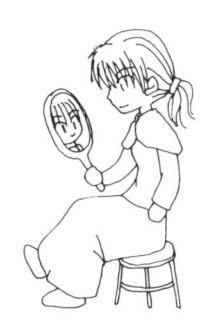

「おでこのにきびが　なおりますように」

木曜日の練習4　名前の記憶の思い出し（5分）

前ページの練習を思い出して、「　　　　」に名前を書き入れましょう。

1.「　　　　　　　」
英国のロックバンド「ビートルズ」の一員でオノヨーコの夫君。代表作は「イマジン」「マインド・ゲーム」など。
2.「　　　　　　　」
ノーベル文学賞を受賞した作家。代表作は「伊豆の踊り子」「雪国」など。
3.「　　　　　　　」
日本民芸館の創設者。代表作は「美の法門」「民芸四十年」など。

木曜日の練習5　6つの言葉の思い出し（5分）

下の言葉の中から、前ページの練習で選んだ6つの言葉を探して○をつけましょう。

ルノアール　　絵の具　　キャンバス　　版画　　レンブラント　　構図　　静物画
ルネッサンス　　ダヴィンチ　　デッサン　　油彩　　ゴッホ　　写実画　　芸術療法
マティス　　水彩　　イーゼル　　画板　　ペン先　　抽象画　　展覧会　　絵はがき
背景　　モナリザ　　連作　　二科展　　画廊　　デザイン　　色合い　　パレット
筆さばき　　日曜画家　　肖像画　　宮廷画家　　葛飾北斎　　アクリル絵の具
エッチング　　風刺画　　サルバトール・ダリ　　ゴヤ　　図画工作　　「ひまわり」

木曜日の練習6　絵につけた文章の思い出し（5分）

前ページの絵につけた文章を思い出して書きましょう。

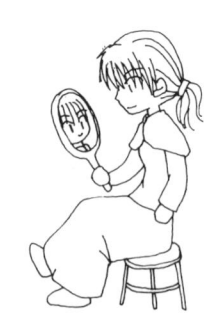

木曜日の練習7　話の記憶（1）（5分）

次に、指紋についての話があります。それを覚えて下の質問に答えましょう。次ページでまた思い出して書いていただきます。

　ひとの手足の指には指紋があります。これは、4つ足動物だった頃のなごりです。指のように、四つんばいになったとき地面につく場所は細かいしわ（指紋のもと）で丈夫に出来ており、摩擦を防ぐために汗が出やすくなっています。手の指紋を分類すると、小指のほうに流れている指紋、親指のほうに流れている指紋、そして流れていない指紋とに分類されます。あなたの指紋はどうでしょうか？指紋は人によって違うので、個人の識別に使われます。

問1　手の指紋はどんなふうに分類されますか？

問2　摩擦を防ぐために出やすいものは何でしょうか？

問3　指紋は何に使われますか？

木曜日の練習8　話の記憶（2）（5分）

次に、郵便についての話があります。それを覚えて下の質問に答えましょう。次ページでまた思い出して書いていただきます。

　「冊子小包」という形式は、書物だけを送る時の形式で、重ければ重いほど普通の郵便料金よりも安くなることが特徴です。「冊子小包」で送る時は、封筒に小さな切れ目を入れて、中味が確認出来るようにします。また、「冊子小包」と赤書きしましょう。ところで、郵便物の料金は原則として重さですが、ゆうパックは「大きさ」と「送る地域」による料金体系をとっています。

問1　「冊子小包」は普通の郵便よりも（　割高である　・　重いと安くなる　・　重いと高くなる　）。
問2　冊子小包を送る時は、中味が見えるように
　　　（　透明な袋に入れる　・　ノリづけしない　・　切れ目を入れておく　）。
問3　ゆうパックの料金は、送る地域と（　大きさ　・　重さ　・　表面積　）で決まる。

木曜日の練習9　話の記憶（1）の思い出し（5分）

前ページの練習の話を思い出して、書いてみましょう。

問1　手の指紋はどんなふうに分類されますか？

問2　摩擦を防ぐために出やすいものは何でしょうか？

問3　指紋は何に使われますか？

木曜日の練習10　話の記憶（2）の思い出し（5分）

前ページの話を思い出して、正しいものに○をつけましょう。

問1　「冊子小包」は普通の郵便よりも（　割高である　・　重いと安くなる　・　重いと高くなる　）。

問2　冊子小包を送る時は、中味が見えるように
　　　（　透明な袋に入れる　・　ノリづけしない　・　切れ目を入れておく　）。

問3　ゆうパックの料金は、送る地域と（　大きさ　・　重さ　・　表面積　）で決まる。

木曜日の練習11　名前の記憶の再度の思い出し（5分）

次の方々の代表作をひとつ思い出して書いてみて下さい。

1.　ジョン・レノン

2.　川端康成

3.　柳宗悦

木曜日の練習12　6つの言葉の再度の思い出し（5分）

下の言葉の中から、前の練習で選んだ6つの言葉を探して○をつけましょう。

ルノアール　絵の具　キャンバス　版画　レンブラント　構図　静物画
ルネッサンス　ダヴィンチ　デッサン　油彩　ゴッホ　写実画　芸術療法
マティス　水彩　イーゼル　画板　ペン先　抽象画　展覧会　絵はがき
背景　モナリザ　連作　二科展　画廊　デザイン　色合い　パレット
筆さばき　日曜画家　肖像画　宮廷画家　葛飾北斎　アクリル絵の具　エッチング
風刺画　サルバトール・ダリ　ゴヤ　図画工作　「ひまわり」

木曜日の練習13　絵につけた文章の再度の思い出し（5分）

前の練習で、絵につけた文章を思い出して書きましょう。

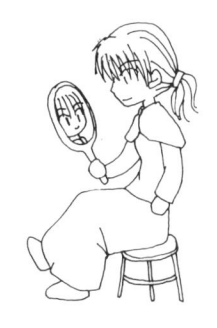

木曜日の練習14　話の記憶（1）の再度の思い出し（5分）

前の練習の話を思い出して下の質問に答えましょう。

問1　手の指紋はどんなふうに分類されますか？

問2　摩擦を防ぐために出やすいものは何でしょうか？

問3　指紋は何に使われますか？

木曜日の練習15　話の記憶（2）の再度の思い出し（5分）

前の話を思い出して、正しいものに○をつけましょう。

問1　「冊子小包」は普通の郵便よりも（ 割高である ・ 重いと安くなる ・ 重いと高くなる ）。
問2　冊子小包を送る時は、中味が見えるように
　　　（ 透明な袋に入れる ・ ノリづけしない ・ 切れ目を入れておく ）。
問3　ゆうパックの料金は、送る地域と（ 大きさ ・ 重さ ・ 表面積 ）で決まる。

木曜日の練習の自己採点

あなたの木曜日の思い出しは、100点満点でそれぞれ何点くらいと予想されますか？
　　話の思い出しはどうでしたか？　　　　　　　　　　点
　　名前の思い出しはどうでしたか？　　　　　　　　　点
　　6つの言葉の思い出しはどうでしたか？　　　　　　点
　　絵につけた文章の思い出しはどうでしたか？　　　　点

あなたはふだん、どんなものを覚えようとしていますか？下のアンケートで該当する番号に丸をつけましょう。
　　1．テレビの朝の天気予報は覚える
　　2．見たいテレビ番組の時間を、新聞のテレビ欄を見て覚える
　　3．買い物はメモを持ってゆくが、なるべくメモを見ないで思い出すようにしている
　　4．電話をかけてきた人の名前はメモするが、それを見ないで伝えるようにする
　　5．この練習が始まってから、なんでも覚えるように努力している
　　6．特に覚える努力はしていない

金曜日の練習　準備するもの：鉛筆かペン、国語の辞書

金曜日の練習1　名前の記憶（5分）

次に、功績のあった人のプロフィールがあります。名前と作品を何度か書いて覚えましょう。

1．柳田國男
民俗学者。代表作は「遠野物語」「桃太郎の誕生」など。

2．宮沢賢治
詩人・児童文学者。代表作は「風の又三郎」「銀河鉄道の夜」など。

3．島崎藤村
明治期の小説家。代表作は「破戒（はかい）」「夜明け前」など。

金曜日の練習2　6つの言葉（5分）

次に、冬に関係する単語を並べます。このうち好きな6つの言葉を選んで、書いて覚えましょう。あとでそれらの単語を思い出していただきます。

北風　初霜　年賀状　クリスマス　コート　マフラー　しもやけ　たき火　大雪　みぞれ
銀世界　毛糸の帽子　ストーブ　ファンヒーター　だんろ　靴下　ココア　寄せ鍋
スケート　つらら　スキーヤー　雪かき　正月　こたつ　雪だるま　氷点下　大寒波
ワカサギ　南極　雪解け　冬眠　かけぶとん　電気毛布　おしるこ　ホットカーペット
しもばしら　あかぎれ　電熱器　雪合戦　お年玉　初日の出　灯油　セーター　氷河

好きな6つの言葉

金曜日の練習3　絵につけた文章（5分）

絵を見てその下に書いてある文章を何度か書いて覚えましょう。

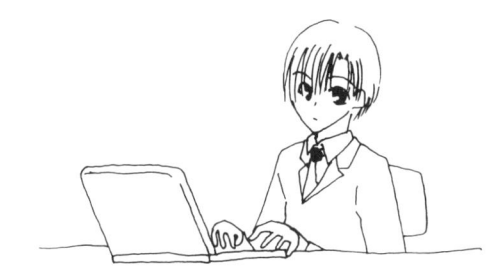

「このパソコンは使いにくいなあ」

金曜日の練習4　名前の記憶の思い出し（5分）

前ページの練習を思い出して、「　　　」に名前を書き入れましょう。

1.「　　　　　　」
民俗学者。代表作は「遠野物語」「桃太郎の誕生」など。
2.「　　　　　　」
詩人・児童文学者。代表作は「風の又三郎」「銀河鉄道の夜」など。
3.「　　　　　　」
明治期の小説家。代表作は「破戒（はかい）」「夜明け前」など。

金曜日の練習5　6つの言葉の思い出し（5分）

下の言葉の中から、前ページの練習で選んだ6つの言葉を探して○をつけましょう。

北風	初霜	年賀状	クリスマス	コート	スケート	つらら	スキーヤー
雪かき	正月	マフラー	しもやけ	たき火	こたつ	雪だるま	氷点下
大寒波	ワカサギ	南極	雪解け	冬眠	かけぶとん	電気毛布	お年玉
ホットカーペット		しもばしら	あかぎれ	電熱器	雪合戦	おしるこ	
しもばしら	初日の出	灯油	セーター	氷河	大雪	みぞれ	銀世界
毛糸の帽子	ストーブ	ファンヒーター	だんろ	靴下	ココア	寄せ鍋	

金曜日の練習6　絵につけた文章の思い出し（5分）

前ページの絵につけた文章を思い出して書きましょう。

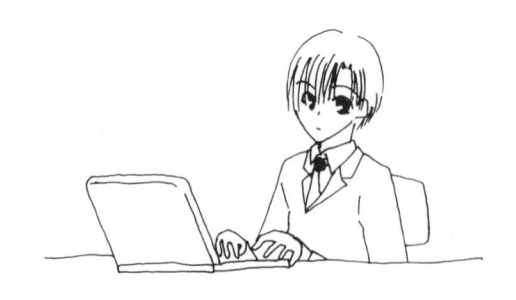

金曜日の練習7　話の記憶（1）（5分）

次に、アフガニスタンについての文章があります。それを覚えて下の質問に答えましょう。次ページでまた、思い出して書いていただきます。

　アフガニスタンは、アジアの中心に位置するところから、古くから文明の十字路といわれ、さまざまな文化の交流地点となってきました。20年以上にわたる戦乱で多くの文化遺産は破壊されてしまいましたが、フランスに運ばれたアフガニスタンの文化財はギメ国立東洋美術館に保存されています。

問1　アフガニスタンが文化の交流地点になったのはなぜですか？

問2　アフガニスタンの文化遺産が破壊された原因を書きましょう。

問3　現在でもアフガニスタンの文化財を保存しているところを書きましょう。

金曜日の練習8　話の記憶（2）（5分）

次に、記憶の管理場所の話があります。それを覚えて下の質問に答えましょう。次ページでまた思い出して書いていただきます。

　平成14年9月26日付けの朝日新聞に「記憶の在庫は前頭葉で管理」という見出しがあった。簡単に思い出せる記憶ではなく、ウーンと努力して思い出した時に強く活動する場所が、前頭葉の下の方だったようだ。その部位で記憶の在庫状況を管理している脳の働きを、メタメモリーというらしい。記憶はふつう、「入力」「保持」「想起」という過程に分けられるが、保持や想起に関する管理場所が解明されたのは興味深い。

問1　記事によると記憶の在庫は（　前頭葉　・　後頭葉　・　側頭葉　）で管理している。
問2　記憶の在庫を管理する脳の働きを
　　　（　メタメモリー　・　ランニングメモリー　・　手続き記憶　）というらしい。
問3　記憶の過程で最初に来るのは（　定着　・　入力　・　排出　）である。

金曜日の練習9　話の記憶（1）の思い出し（5分）

前ページの練習の話を思い出して、書いてみましょう。

問1　アフガニスタンが文化の交流地点になったのはなぜですか？

問2　アフガニスタンの文化遺産が破壊された原因を書きましょう。

問3　現在でもアフガニスタンの文化財を保存しているところを書きましょう。

金曜日の練習10　話の記憶（2）の思い出し（5分）

前ページの練習の話を思い出して、書いてみましょう。

問1　記事によると記憶の在庫は（　前頭葉　・　後頭葉　・　側頭葉　）で管理している。

問2　記憶の在庫を管理する脳の働きを
　　　（　メタメモリー　・　ランニングメモリー　・　手続き記憶　）というらしい。

問3　記憶の過程で最初に来るのは（　定着　・　入力　・　排出　）である。

金曜日の練習11　名前の記憶の再度の思い出し（5分）

次の方々の代表作をひとつ思い出して書いてみて下さい。

1.　柳田國男

2.　宮沢賢治

3.　島崎藤村

金曜日の練習12　6つの言葉の再度の思い出し（5分）

前の練習で選んだ6つの言葉を探して○をつけましょう。

北風　　初霜　　年賀状　　クリスマス　　コート　　スケート　　つらら　　スキーヤー
雪かき　　正月　　マフラー　　しもやけ　　たき火　　こたつ　　雪だるま　　氷点下
大寒波　　ワカサギ　　南極　　雪解け　　冬眠　　かけぶとん　　電気毛布　　お年玉
ホットカーペット　　しもばしら　　あかぎれ　　電熱器　　雪合戦　　おしるこ
しもばしら　　初日の出　　灯油　　セーター　　氷河　　大雪　　みぞれ　　銀世界
毛糸の帽子　　ストーブ　　ファンヒーター　　だんろ　　靴下　　ココア　　寄せ鍋

金曜日の練習13　絵につけた文章の再度の思い出し（5分）

前の練習で、絵につけた文章を思い出して書きましょう。

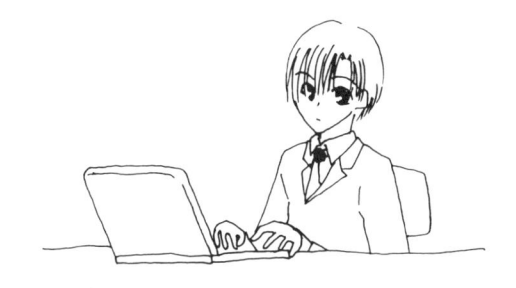

金曜日の練習14　話の記憶（1）の再度の思い出し（5分）

前の練習の話を思い出して、書いてみましょう。

問1　アフガニスタンが文化の交流地点になったのはなぜですか？

問2　アフガニスタンの文化遺産が破壊された原因を書きましょう。

問3　現在でもアフガニスタンの文化財を保存しているところを書きましょう。

金曜日の練習15　話の記憶（2）の再度の思い出し（5分）

前の練習の話を思い出して、書いてみましょう。

問1　記事によると記憶の在庫は（　前頭葉　・　後頭葉　・　側頭葉　）で管理している。
問2　記憶の在庫を管理する脳の働きを
　　　（　メタメモリー　・　ランニングメモリー　・　手続き記憶　）というらしい。
問3　記憶の過程で最初に来るのは（　定着　・　入力　・　排出　）である。

金曜日の練習の自己採点

あなたの金曜日の思い出しは、100点満点でそれぞれ何点くらいと予想されますか？
　　　話の思い出しはどうでしたか？　　　　　　　　　　点
　　　名前の思い出しはどうでしたか？　　　　　　　　　点
　　　6つの言葉の思い出しはどうでしたか？　　　　　　点
　　　絵につけた文章の思い出しはどうでしたか？　　　　点

あなたはふだん、どんなものを覚えようとしていますか？下のアンケートで該当する番号に丸をつけましょう。
　　1. テレビの朝の天気予報は覚える
　　2. 見たいテレビ番組の時間を、新聞のテレビ欄を見て覚える
　　3. 買い物はメモを持ってゆくが、なるべくメモを見ないで思い出すようにしている
　　4. 電話をかけてきた人の名前はメモするが、それを見ないで伝えるようにする
　　5. この練習が始まってから、なんでも覚えるように努力している
　　6. 特に覚える努力はしていない

FM練習帳

脳損傷のリハビリテーションのための方法
TBIリハビリテーション研究所　藤井正子　松岡恵子

記憶の練習帳 Ⅲ
（第5週、第6週）

氏　名 _____

実施日 _____年_____月_____日 から

　　　　_____年_____月_____日 まで

内　　容

第5週

練習1　　5つの単語対
練習2　　5つの文章
練習3　　5つの単語対の思い出し
練習4　　5つの文章の思い出し
練習5　　話の記憶
練習6　　4つの文章
練習7　　話の記憶の思い出し
練習8　　4つの文章の思い出し
練習9　　5つの単語対の再度の思い出し
練習10　5つの文章の再度の思い出し
練習11　話の記憶の再度の思い出し
練習12　4つの文章の再度の思い出し
練習の自己採点

第6週

練習1　　5つの単語対
練習2　　5つの文章
練習3　　5つの単語対の思い出し
練習4　　5つの文章の思い出し
練習5　　話の記憶（1）
練習6　　話の記憶（2）
練習7　　話の記憶（1）の思い出し
練習8　　話の記憶（2）の思い出し
練習9　　5つの単語対の再度の思い出し
練習10　5つの文章の再度の思い出し
練習11　話の記憶（1）の再度の思い出し
練習12　話の記憶（2）の再度の思い出し
練習の自己採点

イラスト：長岡里美

この練習帳をご利用の方へ

- 練習は、あなたが最も集中できる時に行いましょう。
- できるだけ練習に集中しましょう。
- 集中力がなくなったと感じた時は、すぐに休みを取りましょう。そして、後でまた始めましょう。
- 各問についている（5分）などの時間は、めやすとして5分程度、その問題に使ってほしいというものです。5分以内に終わらせなくてはならないというわけではありません。
- もしもこの順番でやることが難しい場合には、練習1のあとに練習3を行い、それから練習2を行って練習4に進む、などの工夫をしてくださってもかまいません。
- 練習が終わったら、100点満点でどのくらいできたかを予想して、練習帳の最後に書きましょう。
- 答えの確認は、その日の練習をすべて終えてからにしましょう。

自分の限界に
チャレンジ、チャレンジ！

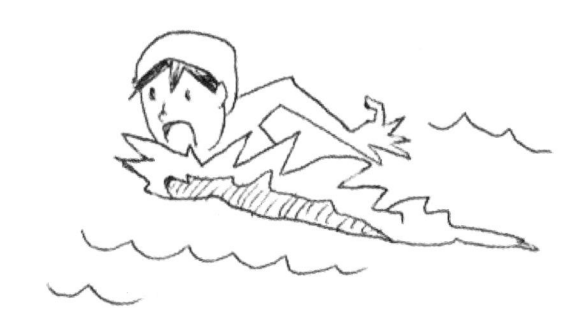

（第5週）

月曜日の練習　準備するもの：鉛筆かペン、国語の辞書

月曜日の練習1　5つの単語対（5分）

次の5つの単語対を、声に出して書いて覚えましょう。次のページで片方を思い出して書いて頂きます。

1. 善人 — 悪人

2. 新制度 — 旧制度

3. 以上 — 以下

4. 外分泌 — 内分泌

5. 西半球 — 東半球

月曜日の練習2　5つの文章（5分）

次に5つの文章があります。下線をひいた部分をあとで思い出していただきます。何度か書いて覚えましょう。

1. <u>手の親指</u>の爪は一番速くのびます。

2. 上腕骨に上腕動脈を押し付けて測るのが、一般的な<u>血圧</u>の測り方です。

3. 米と豆をうまく組み合わせると、<u>必須アミノ酸</u>がバランスよくとれます。

4. 夜寝る<u>2時間</u>前に学習したことはよく記憶されるという説があります。

5. 苦味は<u>有害</u>なものを感じる能力です。

月曜日の練習3　5つの単語対の思い出し（5分）

前のページの単語対を思い出して書きましょう。

1. 善人 ―

2. 新制度 ―

3. 以上 ―

4. 外分泌 ―

5. 西半球 ―

月曜日の練習4　5つの文章の思い出し（5分）

次の文章の（　　）に、あなたが前のページで覚えた内容を追加しましょう。

1. （　　　　　　　）の爪は一番速くのびます。

2. 上腕骨に上腕動脈を押し付けて測るのが、一般的な（　　　　）の測り方です。

3. 米と豆をうまく組み合わせると、（　　　　　　　　　）がバランスよくとれます。

4. 夜寝る（　　　　　　　）前に学習したことはよく記憶されるという説があります。

5. 苦味は（　　　　　　）なものを感じる能力です。

月曜日の練習5　話の記憶（10分）

次の文章を読んで、下の設問に答えましょう。答えはまたあとで質問しますので、何度か書いて覚えましょう。

　東京の地下鉄が「営団地下鉄」から「東京メトロ」に変わったのに伴い、「アルファベット十数字」の駅記号が併記されるようになりました。この記号では、アルファベットは路線名を表し、数字は始発駅から数えて何番目の駅であるかを表しています。たとえば千代田線の根津駅は「C14」と表されますが、「C」は千代田線の頭文字で、「14」は千代田線の始発駅である代々木上原（「C01」）から数えて14番目の駅であるという意味です。

問1　この文章の題を考えて書きましょう。

問2　以下の空白を、本文を見ながら埋めましょう。そして何度か書いて覚えましょう。
　　記号的な駅名では、アルファベットで（　　　　　　　　　）を表し、
　　数字で（　　　　　　　　　　　）を表しています。

問3　この文章にある記号的な駅名の法則を使うと、「銀座線の始発駅」の駅記号は何になりますか？

問4　根津駅、代々木上原駅の駅記号を覚えましょう。

月曜日の練習6　4つの文章（5分）

次に4つの文章があります。下線をひいた部分をあとで思い出していただきます。何度か書いて覚えましょう。

1. <u>渡り鳥</u>が遠い北国からやってきました。

2. ツバメやカッコウは日本で夏を過ごすので、<u>夏鳥</u>と言います。

3. 野球では、ランナーの足が<u>遅い</u>場合、ライトゴロもありえます。

4. Ⅲ、Ⅳのように表記された数字を、<u>ローマ数字</u>と言います。

月曜日の練習7　話の記憶の思い出し（10分）

前のページの文章の内容を思い出して書きましょう。ヒントは「東京の地下鉄」です。

問1　その文章にどんな題をつけましたか？

問2　以下の空白を、思い出して埋めましょう。
　　　記号的な駅名では、アルファベットで（　　　　　　　　　）を表し、
　　　数字で（　　　　　　　　　　　）を表しています。

問3　この文章にある記号的な駅名の法則を使うと、「銀座線の始発駅」の駅記号は何になりましたか？

問4　根津駅、代々木上原駅の駅記号を思い出して書きましょう。

月曜日の練習8　4つの文章の思い出し（5分）

前のページに出てきた4つの文章を思い出して書きましょう。

1.（　　　　　　　　　　）が遠い北国からやってきました。

2. ツバメやカッコウは日本で夏を過ごすので、（　　　　　　　）と言います。

3. 野球では、ランナーの足が（　　　　　　　）場合、ライトゴロもありえます。

4. Ⅲ、Ⅳのように表記された数字を、（　　　　　　　　　）と言います。

月曜日の練習9　5つの単語対の再度の思い出し（5分）

次に5つの単語対の1つがあります。練習1の言葉を思い出して残りの1つを書きましょう。

1. 善人 ―

2. 新制度 ―

3. 以上 ―

4. 外分泌 ―

5. 西半球 ―

月曜日の練習10　5つの文章の再度の思い出し（5分）

次の文章の（　　）に、練習2で覚えた内容を追加しましょう。

1. （　　　　　　　）の爪は一番速くのびます。

2. 上腕骨に上腕動脈を押し付けて測るのが、一般的な（　　　　）の測り方です。

3. 米と豆をうまく組み合わせると、（　　　　　　　）がバランスよくとれます。

4. 夜寝る（　　　　　　）前に学習したことはよく記憶されるという説があります。

5. 苦味は（　　　　　　）なものを感じる能力です。

月曜日の練習11　話の記憶の再度の思い出し（10分）

前の文章を思い出して書きましょう。ヒントは「東京の地下鉄」です。

問1　その文章にどんな題をつけましたか？

問2　以下の空白を、思い出して埋めましょう。
　　記号的な駅名では、アルファベットで（　　　　　　　　　）を表し、
　　数字で（　　　　　　　　　）を表しています。

問3　この文章にある記号的な駅名の法則を使うと、「銀座線の始発駅」の駅記号は何になりましたか？

問4　根津駅、代々木上原駅の駅記号を思い出して書きましょう。

月曜日の練習12　4つの文章の再度の思い出し（5分）

練習6の文章の一部が抜けています。思い出してその文章を完成させましょう。

1．（　　　　　　　　　）が遠い北国からやってきました。

2．ツバメやカッコウは日本で夏を過ごすので、（　　　　　　　　　）と言います。

3．野球では、ランナーの足が（　　　　　　　）場合、ライトゴロもありえます。

4．Ⅲ、Ⅳのように表記された数字を、（　　　　　　　　　）と言います。

月曜日の練習の自己採点

あなたの月曜日の思い出しは、100点満点でそれぞれ何点くらいと予想されますか？
　　5つの単語対の思い出しはどうでしたか？　　　　　　　点
　　文章の思い出し（穴埋め）はどうでしたか？　　　　　　点
　　話の記憶の思い出しはどうでしたか？　　　　　　　　　点

火曜日の練習　準備するもの：鉛筆かペン、国語の辞書

火曜日の練習1　5つの単語対（5分）

次の5つの単語対を、声に出して書いて覚えましょう。次のページで片方を思い出して書いて頂きます。

1. 否定 — 肯定

2. 安心 — 不安

3. 人工 — 自然

4. 南向き — 北向き

5. 春分 — 秋分

火曜日の練習2　5つの文章（5分）

次に5つの文章があります。下線をひいた部分をあとで思い出していただきます。何度か書いて覚えましょう。

1. ペットボトルはリサイクルされて、ポリエステル繊維として再生されます。

2. スギ花粉の飛ぶ季節は、花粉症の人が外出を控えるので、個人消費が減少します。

3. 男性の肥満とそれにともなう生活習慣病の増加は、現代の問題です。

4. チェロの音は弦楽器のなかでも人の声に近いと言われます。

5. 110番や119番は、かかってきたすべての電話を逆探知することができます。

火曜日の練習3　5つの単語対の思い出し（5分）

前のページの単語対を思い出して書きましょう。

1. 否定 —

2. 安心 —

3. 人工 —

4. 南向き —

5. 春分 —

火曜日の練習4　5つの文章の思い出し（5分）

次の文章の（　　）に、あなたが前のページで覚えた内容を追加しましょう。

1. ペットボトルはリサイクルされて、（　　　　　　　　　）繊維として再生されます。

2. スギ花粉の飛ぶ季節は、花粉症の人が外出を控えるので、（　　　　　　）が減少します。

3. 男性の（　　　　　　）とそれにともなう生活習慣病の増加は、現代の問題です。

4. （　　　　　　）の音は弦楽器のなかでも人の声に近いと言われます。

5. 110番や119番は、かかってきたすべての電話を（　　　　　　）することができます。

火曜日の練習5　話の記憶（10分）

次の文章を読んで、下の設問に答えましょう。答えはまたあとで質問しますので、何度か書いて覚えましょう。

　西洋占星術では、生まれた日付によって人を12の星座に分類していますが、12の星座は「火の星」「地の星」「風の星」「水の星」へと分類されます。このなかで、「地の星」に含まれるのは「おうし座」「おとめ座」「やぎ座」です。これらの星座の人は、けっして派手なことを好まず、地に足がついたマジメさを持っているという説もあります。

問1　この文章の題を考えて書きましょう。

問2　以下の空白を、本文を見ながら埋めましょう。そして何度か書いて覚えましょう。
12の星座はさらに、「　　　　　」「地の星」「　　　　　」「　　　　　」へと分類されます。

問3　「地の星」に含まれる3つの星座を書きましょう。

問4　「地の星」の人について、どんな説が出されていますか？

火曜日の練習6　4つの文章（5分）

次に4つの文章があります。下線をひいた部分をあとで思い出していただきます。何度か書いて覚えましょう。

1. <u>地球温暖化</u>は、次世代の問題かと思っていたが、そうでもなさそう。

2. このところ、栗とかミカンとか、<u>皮をむいて食べる</u>ものは売れないようです。

3. <u>リサイクル</u>に出されたペットボトルは、つぶして輸出されるそうです。

4. 最近の暑さは異常で、<u>熱中症</u>という言葉が新聞をにぎわせています。

火曜日の練習7　話の記憶の思い出し（10分）

前のページの文章を思い出して書きましょう。ヒントは「地の星」です。

問1　その文章にどんな題をつけましたか？

問2　以下の空白を埋めましょう。
12の星座はさらに、「　　　　」「地の星」「　　　　」「　　　　」へと分類されます。

問3　「地の星」に含まれる3つの星座を書きましょう。

問4　「地の星」の人について、どんな説が出されていますか？

火曜日の練習8　4つの文章の思い出し（5分）

前のページに出てきた4つの文章を思い出して書きましょう。

1.（　　　　　　　　　　）は、次世代の問題かと思っていたが、そうでもなさそう。

2. このところ、栗とかミカンとか、（　　　　　　　　）ものは売れないようです。

3.（　　　　　　）に出されたペットボトルは、つぶして輸出されるそうです。

4. 最近の暑さは異常で、（　　　　　）という言葉が新聞をにぎわせています。

火曜日の練習9　5つの単語対の再度の思い出し（5分）

次に5つの単語対の1つがあります。練習1の言葉を思い出して残りの1つを書きましょう。

1. 否定 ―

2. 安心 ―

3. 人工 ―

4. 南向き ―

5. 春分 ―

火曜日の練習10　5つの文章の再度の思い出し（5分）

次の文章の（　　）に、練習2で覚えた内容を追加しましょう。

1. ペットボトルはリサイクルされて、（　　　　　　　　　）繊維として再生されます。

2. スギ花粉の飛ぶ季節は、花粉症の人が外出を控えるので、（　　　　　）が減少します。

3. 男性の（　　　　　　）とそれにともなう生活習慣病の増加は、現代の問題です。

4. （　　　　　　　）の音は弦楽器のなかでも人の声に近いと言われます。

5. 110番や119番は、かかってきたすべての電話を（　　　　　　）することができます。

火曜日の練習11　話の記憶の再度の思い出し（10分）

前の文章を思い出して書きましょう。ヒントは「地の星」です。

問1　その文章にどんな題をつけましたか？

問2　以下の空白を埋めましょう。
12の星座はさらに、「　　　　」「地の星」「　　　　」「　　　　」へと分類されます。

問3　「地の星」に含まれる3つの星座を書きましょう。

問4　「地の星」の人について、どんな説が出されていますか？

火曜日の練習12　4つの文章の再度の思い出し（5分）

前の練習に出てきた4つの文章を思い出して書きましょう。

1. （　　　　　　　　　　）は、次世代の問題かと思っていたが、そうでもなさそう。

2. このところ、栗とかミカンとか、（　　　　　　　　　）ものは売れないようです。

3. （　　　　　　）に出されたペットボトルは、つぶして輸出されるそうです。

4. 最近の暑さは異常で、（　　　　　）という言葉が新聞をにぎわせています。

火曜日の練習の自己採点

あなたの火曜日の思い出しは、100点満点でそれぞれ何点くらいと予想されますか？
　　5つの単語対の思い出しはどうでしたか？　　　　　　　点
　　文章の思い出し（穴埋め）はどうでしたか？　　　　　　点
　　話の記憶の思い出しはどうでしたか？　　　　　　　　点

水曜日の練習　準備するもの：鉛筆かペン、国語の辞書

水曜日の練習1　5つの単語対（5分）

次の5つの単語対を、声に出して書いて覚えましょう。次のページで片方を思い出して書いて頂きます。

1. 公用 — 私用

2. 敏感 — 鈍感

3. 過去 — 未来

4. 軽視 — 重視

5. 不足 — 過剰

水曜日の練習2　5つの文章（5分）

次に5つの文章があります。下線をひいた部分をあとで思い出していただきます。何度か書いて覚えましょう。

1. ビールの1人あたりの消費量がもっとも多いのは<u>チェコ人</u>だそうです。

2. 船の科学館からは、<u>東京湾の大パノラマ</u>が楽しめます。

3. 新聞に「<u>夢のロマンチック街道6日間</u>」とあり、暇なら参加したいと思いました。

4. アンケートによれば、美しい自然が多い国として、<u>スイスとカナダが上位</u>です。

5. コンタクトレンズの洗浄を、<u>水道水</u>でやってはいけません。

水曜日の練習3　5つの単語対の思い出し（5分）

前のページの単語対を思い出して、もう片方を書きましょう。

1. 公用 —

2. 敏感 —

3. 過去 —

4. 軽視 —

5. 不足 —

水曜日の練習4　5つの文章の思い出し（5分）

次の文章の（　　）に、あなたが前のページで覚えた内容を追加しましょう。

1. ビールの1人あたりの消費量がもっとも多いのは（　　　　　）だそうです。

2. 船の科学館からは、（　　　　　　　　　　）が楽しめます。

3. 新聞に「（　　　　　　　　　）6日間」とあり、暇なら参加したいと思いました。

4. アンケートによれば、美しい自然が多い国として、（　　　　　　　　）が上位です。

5. コンタクトレンズの洗浄を、（　　　　　）でやってはいけません。

水曜日の練習5　話の記憶（10分）

次の文章を読んで、下の設問に答えましょう。答えはまたあとで質問しますので、何度か書いて覚えましょう。

　バリアフリーという言葉も浸透してきました。バリアフリーとは、障害者や高齢者が生活しやすいように、その障害になる物を取り除くことです。たとえば、駅におけるバリアフリーの例として、階段の上り下りがきつい高齢者のためにエスカレーターやエレベーターを設置したり、目の不自由な方のために点字ブロックを設置したりすることがあげられます。また、家庭内におけるバリアフリーは、車いすが動けるように段差をなくしたりすることが例としてあげられます。障害者がふつうに生活してゆくためには、このほかにもさまざまな工夫が必要であると思います。

問1　バリアフリーとは何ですか？

問2　駅のバリアフリーの例として、どのような例があげられていますか？

問3　家庭内におけるバリアフリーの例として、どのような例があげられていますか？

問4　あなた自身にはどのようなバリアフリーが必要だと思いますか？自由に考えて書いて下さい。

水曜日の練習6　4つの文章（5分）

次に4つの文章があります。下線をひいた部分をあとで思い出していただきます。何度か書いて覚えましょう。

1．「検索」はコンピューターの用語ですが、記憶を思い出す行為にも使います。

2．東京に津波が来る可能性がないとは言えません。

3．通学定期券はかなり割引率が高く、お得です。

4．下半身のしっかりしたピッチャーは、速い球を投げられます。

水曜日の練習7　話の記憶の思い出し（10分）

前のページの文章を思い出して書きましょう。

問1　バリアフリーとは何でしたか？

問2　駅のバリアフリーの例として、どのような例があげられていましたか？

問3　家庭内におけるバリアフリーの例として、どのような例があげられていましたか？

問4　あなた自身にはどのようなバリアフリーが必要だと書きましたか？

水曜日の練習8　4つの文章の思い出し（5分）

前のページに出てきた4つの文章を思い出して書きましょう。

1.「（　　　　　　）」はコンピューターの用語ですが、記憶を思い出す行為にも使います。

2. 東京に（　　　　　　）が来る可能性がないとは言えません。

3. 通学定期券はかなり（　　　　　　　　）が高く、お得です。

4. （　　　　　　　）のしっかりしたピッチャーは、速い球を投げられます。

水曜日の練習9　5つの単語対の再度の思い出し（5分）

次に5つの単語対の1つがあります。練習1の言葉を思い出して残りの1つを書きましょう。

1. 公用 ―

2. 敏感 ―

3. 過去 ―

4. 軽視 ―

5. 不足 ―

水曜日の練習10　5つの文章の再度の思い出し（5分）

次の文章の（　　　）に、練習2で覚えた内容を追加しましょう。

1. ビールの1人あたりの消費量がもっとも多いのは（　　　　　）だそうです。

2. 船の科学館からは、（　　　　　　　　　）が楽しめます。

3. 新聞に「（　　　　　　　　　）6日間」とあり、暇なら参加したいと思いました。

4. アンケートによれば、美しい自然が多い国として、（　　　　　　　）が上位です。

5. コンタクトレンズの洗浄を、（　　　　　）でやってはいけません。

水曜日の練習11　話の記憶の再度の思い出し（10分）

前の文章を思い出して書きましょう。

問1　バリアフリーとは何でしたか？

問2　駅のバリアフリーの例として、どのような例があげられていましたか？

問3　家庭内におけるバリアフリーの例として、どのような例があげられていましたか？

問4　あなた自身にはどのようなバリアフリーが必要だと書きましたか？

水曜日の練習12　4つの文章の再度の思い出し（5分）

練習6の文章の一部が抜けています。思い出してその文章を完成させましょう。

1.「（　　　　　　　）」はコンピューターの用語ですが、記憶を思い出す行為にも使います。

2. 東京に（　　　　　　　）が来る可能性がないとは言えません。

3. 通学定期券はかなり（　　　　　　　）が高く、お得です。

4.（　　　　　　　）のしっかりしたピッチャーは、速い球を投げられます。

水曜日の練習の自己採点

あなたの水曜日の思い出しは、100点満点でそれぞれ何点くらいと予想されますか？
　　5つの単語対の思い出しはどうでしたか？　　　　　　　点
　　文章の思い出し（穴埋め）はどうでしたか？　　　　　　点
　　話の記憶の思い出しはどうでしたか？　　　　　　　　　点

木曜日の練習　準備するもの：鉛筆かペン、国語の辞書

木曜日の練習1　5つの単語対（5分）

次の5つの単語対を、声に出して書いて覚えましょう。次のページで片方を思い出して書いて頂きます。

1. 全体 — 部分

2. 保守 — 革新

3. 赤字 — 黒字

4. 辞任 — 就任

5. 単純 — 複雑

木曜日の練習2　5つの文章（5分）

次に5つの文章があります。下線をひいた部分をあとで思い出していただきます。何度か書いて覚えましょう。

1. 台湾は九州にほぼ匹敵する広さです。

2. 台湾の博物館でとくに有名なのは故宮博物院で、約62万点の収蔵品を誇っています。

3. ゆで卵は、ゆっくり転がしながらゆでないと、黄身がかたよってしまいます。

4. 熱帯住民は北方の人ほど汗をかかないことが知られています。

5. あの転校生は、京都弁でゆっくりと話をします。

木曜日の練習3　5つの単語対の思い出し（5分）

前のページの単語対を思い出して書きましょう。

1. 全体 —

2. 保守 —

3. 赤字 —

4. 辞任 —

5. 単純 —

木曜日の練習4　5つの文章の思い出し（5分）

次の文章の（　）に、あなたが前のページで覚えた内容を追加しましょう。

1. 台湾は（　　　　　　）にほぼ匹敵する広さです。

2. 台湾の博物館でとくに有名なのは（　　　　　　　）で、約62万点の収蔵品を誇っています。

3. ゆで卵は、ゆっくり転がしながらゆでないと、（　　　　　　　）しまいます。

4. （　　　　　　　）は北方の人ほど汗をかかないことが知られています。

5. あの転校生は、（　　　　　）でゆっくりと話をします。

木曜日の練習5　話の記憶（10分）

次の文章を読んで、下の設問に答えましょう。答えはまたあとで質問しますので、何度か書いて覚えましょう。

　作業療法は、簡単にいえば絵画や工芸、手の運動などの作業を通じて障害の改善をはかるものです。日本では1960年代に作業療法士が国家資格となりました。高齢化が進み、障害を負った人が増えてくるとともに、医療のみならず地域福祉・地域保健の領域においても、作業療法士の果たす役割は大きくなっています。近年は単に障害の改善だけではなく、障害者の生活上の問題を評価し、よりよい方向にコーディネートする役割も期待されています。

問1　この文章の題を考えて書きましょう。

問2　以下の空白を、本文を見ながら埋めましょう。そして何度か書いて覚えましょう。
作業療法は、簡単にいえば（　　　　　　　　　　　　　　　）などの作業を通じて障害の改善をはかるものです。

問3　作業療法士はいつ国家資格になりましたか？

問4　近年はどんな役割が作業療法士に期待されていますか？

木曜日の練習6　4つの文章（5分）

次に4つの文章があります。下線をひいた部分をあとで思い出していただきます。何度か書いて覚えましょう。

1．台湾の屋台の賑わいは有名で、日本でいえば<u>アメ横</u>に似ています。

2．<u>ふわふわしたひつじ雲が東の方に流れてゆく</u>のを見ていました。

3．あまりにのどが乾いたので、<u>150円でスポーツドリンク</u>を買いました。

4．京都で<u>地球温暖化対策</u>が話し合われました。

木曜日の練習7　話の記憶の思い出し（10分）

前のページの文章を思い出して書きましょう。ヒントは「作業療法」です。

問1　その文章にどんな題をつけましたか？

問2　以下の空白を、思い出しながら埋めましょう。
作業療法は、簡単にいえば（　　　　　　　　　　　）などの作業を通じて障害の改善をはかるものです。

問3　作業療法士はいつ国家資格になりましたか？

問4　近年はどんな役割が作業療法士に期待されていますか？

木曜日の練習8　4つの文章の思い出し（5分）

前のページに出てきた4つの文章を思い出して書きましょう。

1. 台湾の屋台の賑わいは有名で、日本でいえば（　　　　　　）に似ています。

2. （　　　　　　　　　　）が東の方に流れてゆくのを見ていました。

3. あまりにのどが乾いたので、（　　　　　　　　　　　）を買いました。

4. 京都で（　　　　　　　　　　）が話し合われました。

木曜日の練習9　5つの単語対の再度の思い出し（5分）

次に5つの単語対の1つがあります。練習1の言葉を思い出して残りの1つを書きましょう。

1. 全体 ―

2. 保守 ―

3. 赤字 ―

4. 辞任 ―

5. 単純 ―

木曜日の練習10　5つの文章の再度の思い出し（5分）

次の文章の（　　）に、練習2で覚えた内容を追加しましょう。

1. 台湾は（　　　　　　　）にほぼ匹敵する広さです。

2. 台湾の博物館でとくに有名なのは（　　　　　　）で、約62万点の収蔵品を誇っています。

3. ゆで卵は、ゆっくり転がしながらゆでないと、（　　　　　　　　）しまいます。

4. （　　　　　　　　）は北方の人ほど汗をかかないことが知られています。

5. あの転校生は、（　　　　　　）でゆっくりと話をします。

木曜日の練習11　話の記憶の再度の思い出し（10分）

前の文章を思い出して書きましょう。ヒントは「作業療法」です。

問1　その文章にどんな題をつけましたか？

問2　以下の空白を、思い出しながら埋めましょう。
作業療法は、簡単にいえば（　　　　　　　　　　　　　）などの作業を通じて障害の改善をはかるものです。

問3　作業療法士はいつ国家資格になりましたか？

問4　近年はどんな役割が作業療法士に期待されていますか？

木曜日の練習12　4つの文章の再度の思い出し（5分）

練習6の文章の一部が抜けています。思い出してその文章を完成させましょう。

1. 台湾の屋台の賑わいは有名で、日本でいえば（　　　　　　　）に似ています。

2. （　　　　　　　　　　）が東の方に流れてゆくのを見ていました。

3. あまりにのどが乾いたので、（　　　　　　　　　　　　）を買いました。

4. 京都で（　　　　　　　　　　　）が話し合われました。

木曜日の練習の自己採点

あなたの木曜日の思い出しは、100点満点でそれぞれ何点くらいと予想されますか？
　　5つの単語対の思い出しはどうでしたか？　　　　　　点
　　文章の思い出し（穴埋め）はどうでしたか？　　　　　点
　　話の記憶の思い出しはどうでしたか？　　　　　　　　点

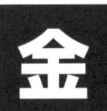

金曜日の練習　準備するもの：鉛筆かペン、国語の辞書

金曜日の練習1　5つの単語対（5分）

次の5つの対の言葉を、声に出して書いて覚えましょう。次のページで片方を思い出して書いて頂きます。

1. 消火 ― 点火

2. 片道 ― 往復

3. 洋風 ― 和風

4. 硬派 ― 軟派

5. 当番 ― 非番

金曜日の練習2　5つの文章（5分）

次に5つの文章があります。下線をひいた部分をあとで思い出していただきます。何度か書いて覚えましょう。

1. 2歳未満の子供にテレビを見せるのは良くないという説があります。

2. 甘ったれな男性ほど、他人にいばりちらす傾向があります。

3. 注文したのは、コーヒー2杯と紅茶3杯です。

4. おでんの具で人気があるのは、ダイコン・たまご・はんぺん、だそうです。

5. フロイトの考え方では、無意識が人間の行動に重要な役割を果たしています。

金曜日の練習3　5つの単語対の思い出し（5分）

前のページの単語対を思い出して書きましょう。

1. 消火 ―

2. 片道 ―

3. 洋風 ―

4. 硬派 ―

5. 当番 ―

金曜日の練習4　5つの文章の思い出し（5分）

次の文章の（　　）に、あなたが前のページで覚えた内容を追加しましょう。

1. （　　　　　　　　　）にテレビを見せるのは良くないという説があります。

2. 甘ったれな男性ほど、（　　　　　　　　　　）傾向があります。

3. 注文したのは、（　　　　　　　　　　　）です。

4. おでんの具で人気があるのは、（　　　　　　　　　　）・はんぺん、だそうです。

5. フロイトの考え方では、（　　　　　　　　）が人間の行動に重要な役割を果たしています。

金曜日の練習5　話の記憶（10分）

次の文章を読んで、下の設問に答えましょう。答えはまたあとで質問しますので、何度か書いて覚えましょう。

　外傷性脳損傷後の認知機能低下は、当事者自身では気づかないことが多いです。このような障害への自覚のなさは、再就職のときに自分の能力以上の職種を選ぶ、出来そうもないことを始めてしまう、などの失敗につながります。このような問題を改善するには、残酷なようですが、テストの結果などで客観的にどのような障害があるのかをはっきり伝えることが重要です。当事者が自分の障害を認識することが、認知訓練の第一歩となります。

問1　この文章の題を考えて書きましょう。

問2　以下の空白を、本文を見ながら埋めましょう。そして何度か書いて覚えましょう。
当事者が（　　　　　　　　　　　　　　）ことが、認知訓練の第一歩となります。

問3　障害への自覚のなさは、どんな失敗につながると書いてありますか？

問4　あなた自身の認知機能について、どのような点が問題だと思っていますか？好きに考えて書いてみましょう。

金曜日の練習6　4つの文章（5分）

次に4つの文章があります。下線をひいた部分をあとで思い出していただきます。何度か書いて覚えましょう。

1．おいしいおつまみは、<u>お酒がなくても楽しめます</u>。

2．最近の遊園地は、むしろ<u>大人にターゲットを絞っている</u>らしい。

3．高校野球でよく見かける<u>スクイズ</u>だが、プロ野球ではあまり用いられません。

4．木登りしてもいいけど、<u>落ちないように気をつけて</u>。

金曜日の練習7　話の記憶の思い出し（10分）

前のページの文章を思い出して書きましょう。ヒントは「障害の認識」です。

問1　その文章にどんな題をつけましたか？

問2　以下の空白を思い出しながら埋めましょう。
当事者が（　　　　　　　　　　　　　　）ことが、認知訓練の第一歩となります。

問3　障害への自覚のなさは、どんな失敗につながると書きましたか？

問4　あなた自身の認知機能について、どのような点が問題だと書きましたか？

金曜日の練習8　4つの文章の思い出し（5分）

前のページに出てきた4つの文章を思い出して書きましょう。

1. おいしいおつまみは、（　　　　　　　　　　　　　　）楽しめます。

2. 最近の遊園地は、むしろ（　　　　　　　　　　　　　　）らしい。

3. 高校野球でよく見かける（　　　　　　　　）だが、プロ野球ではあまり用いられません。

4. 木登りしてもいいけど、（　　　　　　　　　　　　　　）。

金曜日の練習9　5つの単語対の再度の思い出し（5分）

次に5つの単語対の1つがあります。練習1の言葉を思い出して残りの1つを書きましょう。

1. 消火 —

2. 片道 —

3. 洋風 —

4. 硬派 —

5. 当番 —

金曜日の練習10　5つの文章の再度の思い出し（5分）

次の文章の（　）に、練習2で覚えた内容を追加しましょう。

1. （　　　　　　　　　）にテレビを見せるのは良くないという説があります。

2. 甘ったれな男性ほど、（　　　　　　　　　）傾向があります。

3. 注文したのは、（　　　　　　　　　）です。

4. おでんの具で人気があるのは、（　　　　　　　　　）・はんぺん、だそうです。

5. フロイトの考え方では、（　　　　　　　　　）が人間の行動に重要な役割を果たしています。

金曜日の練習11　話の記憶の再度の思い出し（10分）

前の文章を思い出して書きましょう。ヒントは「障害の認識」です。

問1　その文章にどんな題をつけましたか？

問2　以下の空白を思い出しながら埋めましょう。
当事者が（　　　　　　　　　　　　　　）ことが、認知訓練の第一歩となります。

問3　障害への自覚のなさは、どんな失敗につながると書きましたか？

問4　あなた自身の認知機能について、どのような点が問題だと書きましたか？

金曜日の練習12　4つの文章の再度の思い出し（5分）

練習6の文章の一部が抜けています。思い出してその文章を完成させましょう。

1. おいしいおつまみは、（　　　　　　　　　　　　　　　）楽しめます。

2. 最近の遊園地は、むしろ（　　　　　　　　　　　　　　　）らしい。

3. 高校野球でよく見かける（　　　　　　　　　）だが、プロ野球ではあまり用いられません。

4. 木登りしてもいいけど、（　　　　　　　　　　　　　　　）。

金曜日の練習の自己採点

あなたの金曜日の思い出しは、100点満点でそれぞれ何点くらいと予想されますか？
　　5つの単語対の思い出しはどうでしたか？　　　　　　　点
　　文章の思い出し（穴埋め）はどうでしたか？　　　　　　点
　　話の記憶の思い出しはどうでしたか？　　　　　　　　点

（第6週）

月

月曜日の練習　準備するもの：鉛筆かペン、国語の辞書

月曜日の練習1　5つの単語対（5分）

次の5つの単語対を、声に出して書いて覚えましょう。次のページで片方を思い出して書いて頂きます。

1. 大きい ― 小さい

2. 加速 ― 減速

3. レム睡眠 ― ノンレム睡眠

4. 拡大 ― 縮小

5. 借り ― 貸し

月曜日の練習2　5つの文章（5分）

次に5つの文章があります。下線をひいた部分をあとで思い出していただきます。何度か書いて覚えましょう。

1. <u>60才はまだ若いので</u>、地域の敬老のお祝いでは、還暦の60才は抜かしています。

2. 地域の敬老のお祝いは、<u>70才つまり古稀からお祝いをします</u>。

3. 喜寿は、草書でかく喜の字が<u>七を三つあわせたように見える</u>ことから、77歳の長寿を表します。

4. 80才のときは<u>傘寿</u>の祝い、90才は<u>卒寿</u>の祝いと表します。

5. 米寿は、<u>八十八が米の字に似ていることに由来し</u>、88才の長寿をさします。

月曜日の練習3　5つの単語対の思い出し（5分）

前のページの単語対を思い出して書きましょう。

1. 大きい —

2. 加速 —

3. レム睡眠 —

4. 拡大 —

5. 借り —

月曜日の練習4　5つの文章の思い出し（5分）

次の文章の（　）に、あなたが前の頁で覚えた内容を追加しましょう。

1. （　　　　　　　　　　　　　　　　）、地域の敬老のお祝いでは、還暦の60才は抜かしています。

2. 地域の敬老のお祝いは、（　　　　　　　　　　　　　　　　　　）。

3. 喜寿は、草書でかく喜の字が（　　　　　　　　　　　　　）ことから、77歳の長寿を表します。

4. 80才のときは（　　　　　）の祝い、90才は（　　　　　）の祝いと表します。

5. 米寿は、（　　　　　　　　　　　　　　　　　　）、88才の長寿をさします。

月曜日の練習5　話の記憶（1）（10分）

次の文章を読んで、下の設問に答えましょう。答えはまたあとで質問しますので、何度か書いて覚えましょう

　夏を快適に過ごすためや、運動後の汗を不快に感じないために、汗を吸収しやすくした衣類の素材を吸汗性素材（きゅうかんせいそざい）と言います。また、汗を吸収しやすくするためには、衣類の線維の表面積を大きくすると効果があります。綿製品は代表的な吸汗性素材のひとつであり、表面積を拡げる加工も簡単なことから、肌着によく使われます。ただ汗の量が多いときなどでは、綿だけではべとべとするので、汗を外に逃がす工夫をしたポリエステルを加えた肌着も最近開発されています。

問1　この文章の題を考えて書きましょう。

問2　吸汗性素材とはどのような素材ですか？

問3　綿製品が肌着によく用いられるのはなぜでしょうか？

問4　ポリエステルを加えた肌着にはどんな工夫がされていますか？

月曜日の練習6　話の記憶（2）（10分）

次の文章を読んで、下の設問に答えましょう。答えはまたあとで質問しますので、何度か書いて覚えましょう。

　若者の死因は高齢者と違って事故死が多い。これも交通事故死が多いことで、交通戦争という言葉も生まれてくる。ただ、45才を越えた人の起こす交通事故では、心筋梗塞や脳出血の結果、崖から落ちてしまったり対向車線に出てしまったりする事故も考えられ、病気の結果か単なる事故なのか分からない場合が増えてくる。

問1　この文章の題を考えて書きましょう。

問2　45歳以上の人の交通事故はどのような特徴がありますか？

月曜日の練習7　話の記憶（1）の思い出し（5分）

前ページの練習5の文章を思い出して書きましょう。

問1　その文章にどんな題をつけましたか？

問2　吸汗性素材とはどのような素材でしたか？

問3　綿製品が肌着によく用いられるのはなぜでしたか？

問4　ポリエステルを加えた肌着にはどんな工夫がされていましたか？

月曜日の練習8　話の記憶（2）の思い出し（5分）

前ページの練習6の文章を思い出して書きましょう。

問1　その文章にどんな題をつけましたか？

問2　45歳以上の人の交通事故はどのような特徴がありましたか？

月曜日の練習9　5つの単語対の再度の思い出し（5分）

次に5つの単語対の1つがあります。練習1の言葉を思い出して残りの1つを書きましょう。

1. 大きい —

2. 加速 —

3. レム睡眠 —

4. 拡大 —

5. 借り —

月曜日の練習10　5つの文章の再度の思い出し（5分）

次の文章の（　）に、練習2で覚えた内容を追加しましょう。

1. （　　　　　　　　　　　　　　　）、地域の敬老のお祝いでは、還暦の60才は抜かしています。

2. 地域の敬老のお祝いは、（　　　　　　　　　　　　　　　　　　）。

3. 喜寿は、草書でかく喜の字が（　　　　　　　　　　　　　）ことから、77歳の長寿を表します。

4. 80才のときは（　　　　　）の祝い、90才は（　　　　　　）の祝いと表します。

5. 米寿は、（　　　　　　　　　　　　　　　　　　　　　）、88才の長寿をさします。

月曜日の練習11　話の記憶（1）の再度の思い出し（5分）

前に出てきた文章を思い出して書きましょう。

問1　吸汗性素材とはどのような素材でしたか？

問2　綿製品が肌着によく用いられるのはなぜでしたか？

問3　ポリエステルを加えた肌着にはどんな工夫がされていましたか？

月曜日の練習12　話の記憶（2）の再度の思い出し（5分）

前に出てきた文章を思い出して書きましょう。

問1　45歳以上の人の交通事故はどのような特徴がありましたか？

月曜日の練習の自己採点

あなたの月曜日の思い出しは、100点満点でそれぞれ何点くらいと予想されますか？
　　5つの単語対の思い出しはどうでしたか？　　　　　　点
　　文章の思い出し（穴埋め）はどうでしたか？　　　　　点
　　話の記憶の思い出しはどうでしたか？　　　　　　　　点

そのほか、何でも気がついたことを書きましょう。

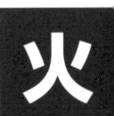

火曜日の練習　　準備するもの：鉛筆かペン、国語の辞書

火曜日の練習1　　5つの単語対（5分）

次の5つの単語対を、声に出して書いて覚えましょう。次のページで片方を思い出して書いて頂きます。

1. 朝刊 ― 夕刊

2. 子音 ― 母音

3. 復習 ― 予習

4. 優等生 ― 劣等生

5. 直接選挙 ― 間接選挙

火曜日の練習2　　5つの文章（5分）

次に5つの文章があります。下線をひいた部分をあとで思い出していただきます。何度か書いて覚えましょう。

1. ほら穴のなかに入って、みんなで雨宿りをした。

2. ほら、見てごらん、赤と白の模様の入ったバラが一輪あるんだよ。

3. 公園の噴水脇に、疲れた雰囲気のおじさんが、ぼんやりと座っている。

4. お風呂で髪を洗う時、あまり強くこすると頭皮を傷つけてしまいます。

5. 寒いとココアが飲みたくなるが、糖分の摂りすぎになるので我慢している。

火曜日の練習3　5つの単語対の思い出し（5分）

前のページの単語対を思い出して書きましょう。

1．朝刊 —

2．子音 —

3．復習 —

4．優等生 —

5．直接選挙 —

火曜日の練習4　5つの文章の思い出し（5分）

次の文章の（　　）に、あなたが前の頁で覚えた内容を追加しましょう。

1．ほら穴のなかに入って、（　　　　　　　　　　　　）。

2．ほら、見てごらん、（　　　　　　　　　　　　　　　　）あるんだよ。

3．公園の噴水脇で、（　　　　　　　　　　　　　）、ぼんやりと座っている。

4．お風呂で髪を洗う時、（　　　　　　　　　　　　　　　）。

5．寒いとココアが飲みたくなるが、（　　　　　　　　　　　）。

火曜日の練習5　話の記憶（1）（10分）

次の文章を読んで、下の設問に答えましょう。答えはまたあとで質問しますので、何度か書いて覚えましょう。

　最近、天然素材の衣料用繊維製品が生産されています。例えば廃棄物として約10億トンも捨てられているバナナの茎は、繊維としては吸水性がよく、軽くしなやかで艶があり、将来性が見込まれる素材です。そのほか、中国からの竹繊維、ケナフや月桃という東南アジアに生育する植物利用の繊維など、従来使われてきた麻の材料に加えて、これらの新たな材料の開発が進んでいます。

問1　この文章の題を考えて書きましょう。

問2　バナナの茎はどのような素材ですか？

問3　そのほか、新たに開発されている繊維の名前を書いて下さい。

火曜日の練習6　話の記憶（2）（10分）

次の文章を読んで、下の設問に答えましょう。答えはまたあとで質問しますので、何度か書いて覚えましょう。

　首の前面の表面近くには太い動脈（総頚動脈）が通っています。この部分は触れるとわかるように脂肪が少ないので、血液はこの部分で外気に冷やされ、それにより寒冷感（寒いという感じ）が生まれます。首にマフラーを巻くと外気の影響を受けにくくなり、寒冷感は軽減します。

問1　この文章の題を考えて書きましょう。

問2　寒冷感はどのように生まれますか？

問3　首にマフラーを巻くと寒冷感が軽減するのは、なぜでしょうか？

火曜日の練習7　話の記憶（1）の思い出し（5分）

前ページの練習5の文章を思い出して書きましょう。

問1　その文章にどんな題をつけましたか？

問2　バナナの茎はどのような素材でしたか？

問3　そのほか、新たに開発されている繊維の名前を書きましょう。

火曜日の練習8　話の記憶（2）の思い出し（5分）

前ページの練習6の文章を思い出して書きましょう。

問1　その文章にどんな題をつけましたか？

問2　寒冷感はどのように生まれましたか？

問3　首にマフラーを巻くと寒冷感が軽減するのは、なぜでしたか？

火曜日の練習9　5つの単語対の再度の思い出し（5分）

次に5つの単語対の1つがあります。練習1の言葉を思い出して残りの1つを書きましょう。

1. 朝刊 —

2. 子音 —

3. 復習 —

4. 優等生 —

5. 直接選挙 —

火曜日の練習10　5つの文章の再度の思い出し（5分）

次の文章の（　　）に、練習2で覚えた内容を追加しましょう。

1. ほら穴のなかに入って、（　　　　　　　　　　　　）。

2. ほら、見てごらん、（　　　　　　　　　　　　　　）あるんだよ。

3. 公園の噴水脇で、（　　　　　　　　　　）、ぼんやりと座っている。

4. お風呂で髪を洗う時、（　　　　　　　　　　　　）。

5. 寒いとココアが飲みたくなるが、（　　　　　　　　　　）。

火曜日の練習11　話の記憶（1）の再度の思い出し（5分）

前に出てきた文章を思い出して書きましょう。

問1　バナナの茎はどのような素材でしたか？

問2　そのほか、新たに開発されている繊維の名前を書きましょう。

火曜日の練習12　話の記憶（2）の再度の思い出し（5分）

前に出てきた文章を思い出して書きましょう。

問1　寒冷感はどのように生まれましたか？

問2　首にマフラーを巻くと寒冷感が軽減するのは、なぜでしたか？

火曜日の練習の自己採点

あなたの火曜日の思い出しは、100点満点でそれぞれ何点くらいと予想されますか？
　　5つの単語対の思い出しはどうでしたか？　　　　　　点
　　文章の思い出し（穴埋め）はどうでしたか？　　　　　点
　　話の記憶の思い出しはどうでしたか？　　　　　　　 点

そのほか、何でも気がついたことを書きましょう。

水曜日の練習　準備するもの：鉛筆かペン、国語の辞書

水曜日の練習1　5つの単語対（5分）

次の5つの単語対を、声に出して書いて覚えましょう。次のページで片方を思い出して書いて頂きます。

1. 全数調査 ― 標本調査

2. 初婚 ― 再婚

3. 被子植物 ― 裸子植物

4. 生花 ― 造花

5. 入選 ― 落選

水曜日の練習2　5つの文章（5分）

次に5つの文章があります。下線をひいた部分をあとで思い出していただきます。何度か書いて覚えましょう。

1. 千葉県の名産物のひとつにピーナッツがあるが、特に八街のものは美味しいと評判だ。

2. 東京ディズニーランドのある舞浜駅は、マイアミビーチから名前を取った。

3. 蝉の声を聞くと、夏というよりも秋の足音を感じてしまう。

4. 長野県は大きいので、県内の移動よりも東京に出るほうが速いことも多い。

5. いつも厳しく言い過ぎてしまうから、今日は控えめにするよう努力します。

水曜日の練習3　5つの単語対の思い出し（5分）

前のページの単語対を思い出して、もう片方を書きましょう。

1. 全数調査 —

2. 初婚 —

3. 被子植物 —

4. 生花 —

5. 入選 —

水曜日の練習4　5つの文章の思い出し（5分）

次の文章の（　　）に、あなたが前の頁で覚えた内容を追加しましょう。

1. 千葉県の名産物のひとつにピーナッツがあるが、（　　　　　　　　　　　　　　　　）。

2. 東京ディズニーランドのある（　　　　　　　　　　　　　　）。

3. 蝉の声を聞くと、夏というよりも（　　　　　　　　　　　　　　）。

4. 長野県は大きいので、県内の移動よりも（　　　　　　　　　　　　　　　　）。

5. （　　　　　　　　　　　　　　　　）、今日は控えめにするよう努力します。

水曜日の練習5　話の記憶（1）（10分）

次の文章を読んで、下の設問に答えましょう。答えはまたあとで質問しますので、何度か書いて覚えましょう。

　1990年当時、日本の衣料品市場では国産品と輸入品の割合は半々でしたが、2000年には、輸入品が国産品の6倍にも達しています。その影響で衣料品の国内供給量がこの10年間に1.8倍に増えています。これは明らかに供給過剰です。低価格の輸入品が急増して国内市場がだぶつき、国産品の価格低下も引き起こしています。

問1　この文章の題を考えて書きましょう。

問2　国産品と輸入品の割合は、1990年から2000年の間にどのように変化しましたか？

問3　輸入品が増えた結果、どのようなことが起こりましたか？

水曜日の練習6　話の記憶（2）（10分）

次の文章を読んで、下の設問に答えましょう。答えはまたあとで質問しますので、何度か書いて覚えましょう。

　健康な生活習慣で心筋梗塞が減るという話があります。健康な生活習慣というのは、1にタバコを吸わないこと、2に肥満でないこと、3に運動をすること、4に適量飲酒、5に健康な食事、です。すべてを満たす女性は心筋梗塞になりにくいのですが、なかなかすべてを満たす人はいないようです。

問1　この文章の題を考えて書きましょう。

問2　この話における「健康な生活習慣」とは何ですか？すべて書きましょう。

水曜日の練習7　話の記憶（1）の思い出し（5分）

前ページの練習5の文章を思い出して書きましょう。

問1　この文章の題を考えて書きましょう。

問2　国産品と輸入品の割合は、1990年から2000年の間にどのように変化しましたか？

問3　輸入品が増えた結果、どのようなことが起こりましたか？

水曜日の練習8　話の記憶（2）の思い出し（5分）

前ページの練習6の文章を思い出して書きましょう。

問1　その文章にどんな題をつけましたか？

問2　この話における5つの「健康な生活習慣」を思い出して書きましょう。

水曜日の練習9　5つの単語対の再度の思い出し（5分）

次に5つの単語対の1つがあります。練習1の言葉を思い出して残りの1つを書きましょう。

1. 全数調査 —

2. 初婚 —

3. 被子植物 —

4. 生花 —

5. 入選 —

水曜日の練習10　5つの文章の再度の思い出し（5分）

次の文章の（　）に、練習2で覚えた内容を追加しましょう。

1. 千葉県の名産物のひとつにピーナッツがあるが、（　　　　　　　　　　　　　）。

2. 東京ディズニーランドのある（　　　　　　　　　　　　）。

3. 蝉の声を聞くと、夏というよりも（　　　　　　　　　　　　）。

4. 長野県は大きいので、県内の移動よりも（　　　　　　　　　　　　　　）。

5. （　　　　　　　　　　　　　　　　　）、今日は控えめにするよう努力します。

水曜日の練習11　話の記憶（1）の再度の思い出し（5分）

前に出てきた文章を思い出して書きましょう。

問1　衣料品において、国産品と輸入品の割合は、1990年と2000年の間にどのように変化しましたか？

問2　衣料品の輸入が増えた結果、どのようなことが起こりましたか？

水曜日の練習12　話の記憶（2）の再度の思い出し（5分）

前に出てきた文章を思い出して書きましょう。

問1　心筋梗塞を予防する5つの「健康な生活習慣」を思い出して書きましょう。

水曜日の練習の自己採点

あなたの水曜日の思い出しは、100点満点でそれぞれ何点くらいと予想されますか？
　　5つの単語対の思い出しはどうでしたか？　　　　　　　　点
　　文章の思い出し（穴埋め）はどうでしたか？　　　　　　　点
　　話の記憶の思い出しはどうでしたか？　　　　　　　　　　点

そのほか、何でも気がついたことを書きましょう。

木曜日の練習　準備するもの：鉛筆かペン、国語の辞書

木曜日の練習1　5つの単語対（5分）

次の5つの単語対を、声に出して書いて覚えましょう。次のページで片方を思い出して書いて頂きます。

1. 才能 ― 努力

2. 必然性 ― 偶然性

3. 弱気 ― 強気

4. 親孝行 ― 親不孝

5. 経度 ― 緯度

木曜日の練習2　5つの文章（5分）

次に5つの文章があります。下線をひいた部分をあとで思い出していただきます。何度か書いて覚えましょう。

1. 湯たんぽは室内暖房の普及で姿を消しかけたが、<u>安全性や簡便さで見直されている</u>。

2. <u>凍結乾燥技術の進歩により</u>、お湯を注いで10秒で出来る便利なみそ汁もある。

3. 何事もやりすぎは良くないですよ、<u>ほどほどにするのが秘訣です</u>。

4. 電車内でのトラブルは、<u>他人への配慮が足りないこと</u>から起こるのだろう。

5. <u>真夜中にやっている</u>テレビ番組は、意外と面白いものが多い。

木曜日の練習3　5つの単語対の思い出し（5分）

前のページの単語対を思い出して書きましょう。

1. 才能 —

2. 必然性 —

3. 弱気 —

4. 親孝行 —

5. 経度 —

木曜日の練習4　5つの文章の思い出し（5分）

次の文章の（　）に、あなたが前の頁で覚えた内容を追加しましょう。

1. 湯たんぽは室内暖房の普及で姿を消しかけたが、（　　　　　　　　　　　　　　）。

2. （　　　　　　　　　　　　　　）、お湯を注いで10秒で出来る便利なみそ汁もある。

3. 何事もやりすぎは良くないですよ、（　　　　　　　　　　　　　）。

4. 電車内でのトラブルは、（　　　　　　　　　　　　　）から起こるのだろう。

5. （　　　　　　　　　　　　　　　　　）、意外と面白いものが多い。

木曜日の練習5　話の記憶（1）（10分）

次の文章を読んで、下の設問に答えましょう。答えはまたあとで質問しますので、何度か書いて覚えましょう。

　衣類のファッション性を決めているのは、「色」や「スタイル」ではなく、糸や布そのものだ、という考え方があります。つまり、素材そのものが醸（かも）し出す風合いを大事にしようという考え方です。ファッション性を出せるほどの良い素材とは、丁寧に作られ丈夫であるとともに、高級感と珍しさを兼ね備えている必要があります。そのような素材を作り出しているのは、イタリアと日本であるといわれます。

問1　この文章の題を考えて書きましょう。

問2　ファッション性を出せるほどの良い素材とは、どんな素材ですか？

問3　良い素材を作り出している国をふたつあげましょう。

木曜日の練習6　話の記憶（2）（10分）

次の文章を読んで、下の設問に答えましょう。答えはまたあとで質問しますので、何度か書いて覚えましょう。

　癌を予防する食品、血液をサラサラにする食品など、食品の健康情報に関心が寄せられています。情報が信頼出来るかを判断するうえで重要なことは、情報源には確かな根拠があるか？いろいろな専門家にその情報は支持されているか？他の材料との関係が考えられているか？などの点があげられます。

問1　この文章の題を考えて書きましょう。

問2　食品の健康情報が信頼出来るかどうかを判断するうえで、重要な点を3つあげましょう。

木曜日の練習7　話の記憶（1）の思い出し（5分）

前ページの練習5の文章を思い出して書きましょう。

問1　その文章にどんな題をつけましたか？

問2　ファッション性を出せるほどの良い素材とは、どんな素材ですか？

問3　良い素材を作り出している国をふたつあげましょう。

木曜日の練習8　話の記憶（2）の思い出し（5分）

前ページの練習6の文章を思い出して書きましょう。

問1　その文章にどんな題をつけましたか？

問2　食品の健康情報が信頼出来るかどうかを判断するうえで、重要な点を3つあげましょう。

木曜日の練習9　5つの単語対の再度の思い出し（5分）

次に5つの単語対の1つがあります。練習1の言葉を思い出して残りの1つを書きましょう。

1. 才能 —

2. 必然性 —

3. 弱気 —

4. 親孝行 —

5. 経度 —

木曜日の練習10　5つの文章の再度の思い出し（5分）

次の文章の（　　）に、練習2で覚えた内容を追加しましょう。

1. 湯たんぽは室内暖房の普及で姿を消しかけたが、（　　　　　　　　　　　　　　）。

2. （　　　　　　　　　　　　　　　）、お湯を注いで10秒で出来る便利なみそ汁もある。

3. 何事もやりすぎは良くないですよ、（　　　　　　　　　　　　　　）。

4. 電車内でのトラブルは、（　　　　　　　　　　　　　　）から起こるのだろう。

5. （　　　　　　　　　　　　　　　　　）、意外と面白いものが多い。

木曜日の練習11　話の記憶（1）の再度の思い出し（5分）

前に出てきた文章を思い出して書きましょう。

問1　ファッション性を出せるほどの良い素材とは、どんな素材ですか？

問2　良い素材を作り出している国をふたつあげましょう。

木曜日の練習12　話の記憶（2）の再度の思い出し（5分）

前に出てきた文章を思い出して書きましょう。

問1　食品の健康情報が信頼出来るかどうかを判断するうえで、重要な点を3つあげましょう。

木曜日の練習の自己採点

あなたの木曜日の思い出しは、100点満点でそれぞれ何点くらいと予想されますか？
　　5つの単語対の思い出しはどうでしたか？　　　　　　点
　　文章の思い出し（穴埋め）はどうでしたか？　　　　　点
　　話の記憶の思い出しはどうでしたか？　　　　　　　　点

そのほか、何でも気がついたことを書きましょう。

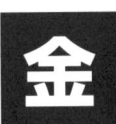

金曜日の練習　準備するもの：鉛筆かペン、国語の辞書

金曜日の練習1　5つの単語対（5分）

次の5つの対の言葉を、声に出して書いて覚えましょう。次のページで片方を思い出して書いて頂きます。

1. 東南東 ― 西北西

2. 本予算 ― 補正予算

3. 唐絵 ― 大和絵

4. 冷房 ― 暖房

5. 自動 ― 手動

金曜日の練習2　5つの文章（5分）

次に5つの文章があります。下線をひいた部分をあとで思い出していただきます。何度か書いて覚えましょう。

1. 動物で好きなのはうさぎ、<u>耳が長くてふわふわしているから</u>。

2. <u>森の木の枝に丸太小屋を立てるのが</u>、小さい頃からのわたしの夢でした。

3. 外国人がたくさん来ているカフェで、<u>アメリカの大リーグ中継を観た</u>。

4. ズボンのサイズをなおしてもらったら、<u>4500円も取られてしまった</u>。

5. 放課後は友達とレコードショップに行って、<u>好きな音楽を見つけるのが</u>楽しみだった。

金曜日の練習3　5つの単語対の思い出し（5分）

前のページの単語対を思い出して書きましょう。

1. 東南東 ―

2. 本予算 ―

3. 唐絵 ―

4. 冷房 ―

5. 自動 ―

金曜日の練習4　5つの文章の思い出し（5分）

次の文章の（　）に、あなたが前のページで覚えた内容を追加しましょう。

1. 動物で好きなのはうさぎ、（　　　　　　　　　　　　　）。

2. （　　　　　　　　　　　　　　　　　　）、小さい頃からのわたしの夢でした。

3. 外国人がたくさん来ているカフェで、（　　　　　　　　　　　　）。

4. ズボンのサイズをなおしてもらったら、（　　　　　　　　　　　　）。

5. 放課後は友達とレコードショップに行って、（　　　　　　　）楽しみだった。

金曜日の練習5　話の記憶（1）（10分）

次の文章を読んで、下の設問に答えましょう。答えはまたあとで質問しますので、何度か書いて覚えましょう。

　衣料品業界にも遅ればせながらリサイクルの動きが出てきました。繊維製品のリサイクルは3Rといって、リデュース（減らすこと）、リユース（再利用）、リサイクル（再資源化）の3つがあげられています。リデュースとは、買うものを減らして良い物を長く着ること、リユースは仕立てなおしや古着市場を利用すること、リサイクルは繊維にもどすことなどを指します。

問1　この文章の題を考えて書きましょう。

問2　繊維業界のリサイクルにおける「3R」とは何ですか？

問3　「叔父さんからもらったズボンがきついので、修理して着られるようにした」というのは、上記の3Rのいずれにあたりますか？

金曜日の練習6　話の記憶（2）（10分）

次の文章を読んで、下の設問に答えましょう。答えはまたあとで質問しますので、何度か書いて覚えましょう。

　コーヒー、お茶などの嗜好品を楽しむやり方にも、さまざまな様式がある。優雅な日本の茶の湯はその代表である。また、コーヒー原産地であるエチオピアでは、コーヒー豆を臼で挽きお湯を沸かして入れるという、一時間以上かかるコーヒー儀礼が日常的に楽しまれているという。

問1　この文章の題を考えて書きましょう。

問2　エチオピアのコーヒー儀礼とは、どんなものですか？

金曜日の練習7　話の記憶（1）の思い出し（5分）

前ページの練習5の文章を思い出して書きましょう。

問1　その文章にどんな題をつけましたか？

問2　繊維業界のリサイクルにおける「3R」とは何でしたか？

問3　「叔父さんからもらったズボンがきついので、修理して着られるようにした」というのは、上記の3Rのいずれにあたりましたか？

金曜日の練習8　話の記憶（2）の思い出し（5分）

前ページの練習6の文章を思い出して書きましょう。

問1　その文章にどんな題名をつけましたか？

問2　エチオピアのコーヒー儀礼とは、どんなものでしたか？

金曜日の練習9　5つの単語対の再度の思い出し（5分）

次に5つの単語対の1つがあります。練習1の言葉を思い出して残りの1つを書きましょう。

1. 東南東 —

2. 本予算 —

3. 唐絵 —

4. 冷房 —

5. 自動 —

金曜日の練習10　5つの文章の再度の思い出し（5分）

次の文章の（　　）に、練習2で覚えた内容を追加しましょう。

1. 動物で好きなのはうさぎ、（　　　　　　　　　　　　　　　）。

2. （　　　　　　　　　　　　　　　　　　　　）、小さい頃からのわたしの夢でした。

3. 外国人がたくさん来ているカフェで、（　　　　　　　　　　　　　）。

4. ズボンのサイズをなおしてもらったら、（　　　　　　　　　　　　）。

5. 放課後は友達とレコードショップに行って、（　　　　　　　　　）楽しみだった。

金曜日の練習11　話の記憶（1）の再度の思い出し（5分）

前に出てきた文章を思い出して書きましょう。

問1　繊維業界のリサイクルにおける「3R」とは何でしたか？

問2　「叔父さんからもらったズボンがきついので、修理して着られるようにした」というのは、上記の3Rのいずれにあたりましたか？

金曜日の練習12　話の記憶（2）の再度の思い出し（5分）

前に出てきた文章を思い出して書きましょう。

問1　エチオピアのコーヒー儀礼とは、どんなものでしたか？

金曜日の練習の自己採点

あなたの金曜日の思い出しは、100点満点でそれぞれ何点くらいと予想されますか？
　　5つの単語対の思い出しはどうでしたか？　　　　　　　点
　　文章の思い出し（穴埋め）はどうでしたか？　　　　　　点
　　話の記憶の思い出しはどうでしたか？　　　　　　　　　点

そのほか、何でも気がついたことを書きましょう。

FM練習帳

脳損傷のリハビリテーションのための方法
TBIリハビリテーション研究所　藤井正子　松岡恵子

記憶の練習帳 Ⅳ
（第7週、第8週）

氏　名 _____

実施日 _____ 年 _____ 月 _____ 日 から

_____ 年 _____ 月 _____ 日 まで

内　　容

第7週

練習1　話の記憶（1）

練習2　話の記憶（1）の思い出し

練習3　話の記憶（2）

練習4　話の記憶（2）の思い出し

練習5　話の記憶（3）

練習6　話の記憶（1）の再度の思い出し

練習7　話の記憶（2）の再度の思い出し

練習8　話の記憶（3）の思い出し

練習の自己採点

第8週

練習1　話の記憶（1）

練習2　話の記憶（1）の思い出し

練習3　話の記憶（2）

練習4　話の記憶（3）

練習5　話の記憶（2）の思い出し

練習6　話の記憶（3）の思い出し

練習7　話の記憶（4）

練習8　話の記憶（4）の思い出し

練習9　話の記憶（1）の再度の思い出し

練習10　話の記憶（2）の再度の思い出し

練習11　話の記憶（3）の再度の思い出し

練習12　話の記憶（4）の再度の思い出し

練習の自己採点

イラスト：長岡里美

この練習帳をご利用の方へ

- 練習は、あなたが最も集中できる時に行いましょう。
- できるだけ練習に集中しましょう。
- 集中力がなくなったと感じた時は、すぐに休みを取りましょう。そして、後でまた始めましょう。
- 各問についている（5分）などの時間は、めやすとして5分程度、その問題に使ってほしいというものです。5分以内に終わらせなくてはならないというわけではありません。
- 練習が終わったら、100点満点でどのくらいできたかを予想して、練習帳の最後に書きましょう。
- 答えの確認は、その日の練習をすべて終えてからにしましょう。

お米はうまいね　いやほんと

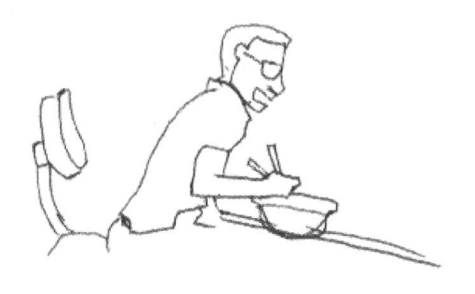

知っているかな　じぶんのからだの　こと

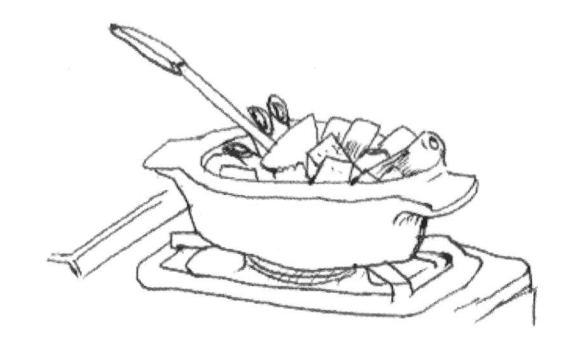

（第7週）

月曜日の練習　準備するもの：鉛筆かペン、国語の辞書

月曜日の練習1　話の記憶（1）（10分）

次の文章を読んで、下の設問に答えましょう。答えはまたあとで質問しますので、何度か書いて覚えましょう。

　日本人の食生活になくてはならない「コメ」。私たちは、太古の昔から今までさまざまな工夫をして、食生活のなかで「コメ」を活用してきた。日本人は昔から「コメ」から酒、味噌、酢、みりんといった調味料をつくり、団子やせんべいなどのお菓子をつくり、すしやおにぎりなど日本独特の食文化を形成した。また現代では、食生活の変化に対応したレトルトパックのごはんや、健康ブームにともなった赤米・黒米・発芽玄米への需要が高まっている。

問1　この文章の題を考えて書きましょう。

問2　日本人は「コメ」から何を作ってきたと書かれていますか？

問3　現代では、どのようなコメ製品への需要が高まっていますか？

問4　身の回りにある「コメ」を使った製品を5つ以上あげましょう。

月曜日の練習2　話の記憶（1）の思い出し（10分）

前ページの文章を思い出して書きましょう。

問1　その文章にどんな題をつけましたか？

問2　日本人は「コメ」から何を作ってきたと書かれていましたか？

問3　現代では、どのようなコメ製品への需要が高まっていますか？

問4　身の回りにある「コメ」を使った製品として、どんなものを書きましたか？

月曜日の練習3　話の記憶（2）（10分）

次の文章を読んで、下の設問に答えましょう。答えはまたあとで質問しますので、何度か書いて覚えましょう。

　和食で、醤油や味噌や砂糖といったものの他に、「みりん」や「日本酒」といったものもよく使われることは、皆さんご存じでしょう。「みりん」も「日本酒」も和食をつくるとき、非常によく使われる調味料です。両方ともお米を使った調味料ですが、それぞれどのような時に使い、どう使い分けるのか、考えてみましょう。

　「みりん」も「日本酒」もアルコールを含んでいるので、その成分や香りなどによって材料の生臭みを消す効果があります。しかし、「みりん」は主原料であるもち米から熟成されてできた多種類の糖分によって、複雑な甘みがでます。また、「みりん」は魚の身をしめる効果があるといわれているので、身がやわらかい魚を煮る時の煮くずれ防止になります。それに対して「日本酒」は、身をやわらかくする性質をもっているので、特に身がかたくなりやすいイカや貝などに使います。

問1　この文章の題を考えて書きましょう。

問2　「みりん」と「日本酒」の調味料としての共通点は何ですか？上の文章をもとに答えましょう。

問3　料理をする上で、「みりん」と「日本酒」はどのように使い分ければよいでしょうか？

問4　イカや貝類の調理には、お酒とみりんとどちらをつかいますか？

問5　みりんの主原料は、うるち米ともち米のどちらでしょうか？

月曜日の練習4　話の記憶（2）の思い出し（10分）

前ページの文章を思い出して書きましょう。

問1　その文章にどんな題をつけましたか？

問2　「みりん」と「日本酒」の調味料としての共通点は何でしたか？

問3　料理をする上で、「みりん」と「日本酒」はどのように使い分ければよいのでしょうか？

問4　イカや貝類の調理には、お酒とみりんとどちらをつかいますか？

問5　みりんの主原料は、うるち米ともち米のどちらでしょうか？

月曜日の練習5　話の記憶（3）（10分）

次の文章を読んで、下の設問に答えましょう。答えはまたあとで質問しますので、何度か書いて覚えましょう。

　5月の端午の節句に食べられるかしわ餅。かしわ餅の中のお餅はお米の粉からできていますが、まわりの葉っぱにはどんな意味があるのでしょう？
　かしわの葉は、新しい芽が出るまで古い葉が落ちないという特徴から、→後継ぎが途絶えない→子孫繁栄ということで、主に江戸時代の武家の人々に喜ばれ、端午の節句に用いられるようになってきました。江戸の武家社会の後継ぎ問題が重要だったためでしょう。

問1　この文章の題を考えて書きましょう。

問2　かしわの葉には、どんな特徴があると書いてありますか？

問3　かしわの葉が端午の節句に用いられるようになったのは、なぜでしょうか。

月曜日の練習6　話の記憶（1）の再度の思い出し（5分）

前に出てきた文章を思い出して書きましょう。

問1　コメから作られる調味料には何がありましたか？

問2　身の回りにある「コメ」を使った製品として、どのようなものを書きましたか？

月曜日の練習7　話の記憶（2）の再度の思い出し（5分）

前に出てきた文章を思い出して書きましょう。

問1　料理をする上で、「みりん」と「日本酒」はどのように使い分ければよかったでしょうか？

問2　イカや貝類の調理には、お酒とみりんとどちらを使いましたか？

問3　みりんの主原料は、うるち米ともち米のどちらでしたか？

月曜日の練習8　話の記憶（3）の思い出し（5分）

前に出てきた文章を思い出して書きましょう。

問1　かしわの葉が端午の節句に用いられるようになったのは、なぜでしょうか。

月曜日の練習の自己採点

文章や言葉の思い出しはどうでしたか？100点満点で何点か予想して書きましょう。

点

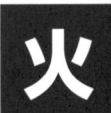

火曜日の練習 準備するもの：鉛筆かペン、国語の辞書

火曜日の練習1　話の記憶（1）（10分）

次の文章を読んで、下の設問に答えましょう。答えはまたあとで質問しますので、何度か書いて覚えましょう。

　お正月の鏡餅、お祝い事のお赤飯、おこわなどは、日本の食文化に欠かせないメニューですが、これらにはもち米が使われています。さて、もち米は私たちが普段食べているお米（うるち米といいます）とは、どう違うのでしょう？
　うるち米を炊いてつくと団子になりますが、食べるとき餅ほどは長くのびずに、すぐにちぎれてしまいます。しかしお雑煮に入っているおもちを思い出してもわかるように、餅はかなり長くのびます。つまり、うるち米ともち米の違いはついた時の粘りの強さなのです。では、この粘りの違いはどこからきているのでしょう？
　お米の主な成分はデンプンです。そしてそのデンプンはアミロースとアミロペクチンという構造の違う2種類の成分からできています。アミロースは水を加えるとサラサラになりますが、アミロペクチンは水を加えると粘る性質をもっています。もち米は、ほぼアミロペクチン100％ですが、うるち米はアミロペクチンが80〜85％で、アミロースが15〜20％含まれているため、餅ほどの粘りがないのです。

問1　この文章の題を考えて書きましょう。

問2　もち米を使った製品にはどんなものがありますか？

問3　うるち米ともち米で、粘りがあるのはどちらでしょうか？

問4　うるち米ともち米の粘りの違いは、どのような成分の違いによるものですか？

火曜日の練習2　話の記憶（1）の思い出し（10分）

前ページの文章を思い出して書きましょう。

問1　その文章にどんな題をつけましたか？

問2　もち米を使った製品にはどんなものがありましたか？

問3　うるち米ともち米で、粘りがあるのはどちらでしたか？

問4　うるち米ともち米の粘りの違いは、どのような成分の違いによるものでしたか？

火曜日の練習3　話の記憶（2）（10分）

次の文章を読んで、下の設問に答えましょう。答えはまたあとで質問しますので、何度か書いて覚えましょう。

　あられとせんべいの違いを知っていますか？見た目や味も違いますが、一番の大きな違いは原料のお米が違うこと。あられはもち米から作られていますが、せんべいはうるち米（私たちが普段食べているお米のこと）からできています。かきもちは、もともと鏡餅から作られたもので、つまりもち米からできているので、あられの一種であるといえます。

問1　この文章の題を考えて書きましょう。

問2　あられとせんべいの違いは何でしょうか？

問3　かきもちは、あられとせんべいのどちらに分類されますか？理由もあわせて書きましょう。

問4　あなたは、あられとせんべいのどちらが好きですか？理由もあわせて書きましょう。

火曜日の練習4　話の記憶（2）の思い出し（10分）

前ページの文章を思い出して書きましょう。

問1　その文章にどんな題をつけましたか？

問2　あられとせんべいの違いは何でしたか？

問3　かきもちは、あられとせんべいのどちらに分類されましたか？また、その理由はどのように書きましたか？

問4　あなたは、あられとせんべいのどちらが好きと書きましたか？理由もあわせて書きましょう。

火曜日の練習5　話の記憶（3）（10分）

次の文章を読んで、下の設問に答えましょう。答えはまたあとで質問しますので、何度か書いて覚えましょう。

　炊きあがる前のお米は固くて食べづらいものですが、水を加えて炊くことで、少しねばりのある、食べやすくて消化のいいものへと変化します。しかし、その炊きあがったごはんをしばらく放置しておくと、水が抜けて、まただんだん固くなり、食べづらいものへと変化してしまいます。
　これはお米の主要成分であるでんぷんの作用によるものです。お米の状態では、「ベータでんぷん」という固い構造をしていますが、それに水と熱を加えると結晶構造がほぐれ、「アルファでんぷん」という消化しやすいでんぷんに変化します。このアルファでんぷんは、放置しておくとまたベータでんぷんに戻ります。
　「アルファでんぷん」のまま保っておく方法は、急速に加熱して水分を10パーセント以下にするか、保存する温度を0度以下にすることです。

問1　この文章の題を考えて書きましょう。

問2　「アルファでんぷん」と「ベータでんぷん」の違いを下に書きましょう。

問3　「アルファでんぷん」のまま保っておく方法を下に書きましょう。

火曜日の練習6　話の記憶（1）の再度の思い出し（5分）

前に出てきた文章を思い出して書きましょう。

問1　もち米を使った製品にはどんなものがありましたか？

問2　うるち米ともち米で、粘りがあるのはどちらでしたか？

問3　うるち米ともち米の粘りの違いは、どのような成分の違いによるものでしたか？

火曜日の練習7　話の記憶（2）の再度の思い出し（5分）

前に出てきた文章を思い出して書きましょう。

問1　あられとせんべいの違いは何でしたか？

問2　かきもちは、あられとせんべいのどちらに分類されましたか？また、その理由はどのように書きましたか？

問3　あなたは、あられとせんべいのどちらが好きと書きましたか？理由もあわせて書きましょう。

火曜日の練習8　話の記憶（3）の思い出し（5分）

前に出てきた文章を思い出して書きましょう。

問1　「アルファでんぷん」と「ベータでんぷん」の違いを下に書きましょう。

問2　「アルファでんぷん」のまま保っておく方法を下に書きましょう。

火曜日の練習の自己採点

文章や言葉の思い出しはどうでしたか？100点満点で何点か予想して書きましょう。

点

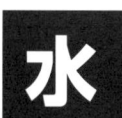

水曜日の練習　準備するもの：鉛筆かペン、国語の辞書

水曜日の練習1　話の記憶（1）（10分）

次の文章を読んで、下の設問に答えましょう。答えはまたあとで質問しますので、何度か書いて覚えましょう。

　中国の米料理の代表は炒飯（チャーハン）、ちまき、粥（かゆ）など。その他、場所によっては焼売（シューマイ）の皮のかわりにもち米を使って蒸した点心など。
　韓国の米料理は、ビビンバ、クッパ、粥などが有名。その他、屋台などでも見られるトッポッギ（棒状のもちを野菜などと炒め、辛みそで味つけたもの）など。
　ベトナムの米料理は「フォー」という、米粉を原料とした麺を鶏や牛骨のスープに入れて食べる料理や、米粉でできたライスペーパーに野菜や肉を巻いて食べる生春巻など。
　イタリアの米料理は、米をバターなどで炒めそれにスープを加えて煮、やや芯があるくらいに仕上げるリゾットがよく知られている。
　スペインの米料理としては、スペインのバレンシア地方の料理として、米と魚介類などをサフランで炊き込むパエリアという料理がある。

問1　この文章の題を考えて書きましょう。

問2　各国のコメの代表的な料理を書いて覚えましょう。

- 中国　　　　　チャーハン、ちまき、点心
- 韓国　　　　　ビビンバ、クッパ、トッポッギ
- ベトナム　　　フォー、生春巻
- イタリア　　　リゾット
- スペイン　　　パエリア

問3　上にあげた食べ物のうち、あなたが食べたことのあるものを下に書きましょう。

水曜日の練習2　話の記憶（1）の思い出し（10分）

前ページの文章を思い出して書きましょう。

問1　その文章にどんな題をつけましたか？

問2　各国のコメの代表的な料理を思い出して書きましょう。
・中国
・韓国
・ベトナム
・イタリア
・スペイン

問3　上にあげた食べ物のうち、あなたが食べたことのあるものを下に書きましょう。

水曜日の練習3　話の記憶（2）（10分）

次の文章を読んで、下の設問に答えましょう。答えはまたあとで質問しますので、何度か書いて覚えましょう。

　日本酒はコメを原料にして作られています。日本酒に使われる「コメ」はふつうのコメとどう違うのでしょうか？
　普段わたしたちが食べているお米と、酒造りに向いているお米とでは、いくつかの違いがあります。最大の違いは、酒造り用の米の粒の中央には「心白」という円形の白い不透明部分が現れることです。これは、米粒の中心のでんぷんの集積が悪くてすき間が生じるために白く見えるもので、このすき間があるからこそ麹（こうじ）菌が繁殖しやすくなり、酒造りに向いているのです。

問1　この文章の題を考えて書きましょう。

問2　酒造りに向いているお米は、ふつうのお米とどんな点が違いますか？

問3　そのお米は、どうして酒造りに向いているのでしょうか？

水曜日の練習4　話の記憶（2）の思い出し（10分）

前ページの文章を思い出して書きましょう。

問1　その文章にどんな題をつけましたか？

問2　酒造りに向いているお米は、ふつうのお米とどんな点が違いましたか？

問3　そのお米は、どうして酒造りに向いているのでしょうか？

水曜日の練習5　話の記憶（3）（10分）

次の文章を読んで、下の設問に答えましょう。答えはまたあとで質問しますので、何度か書いて覚えましょう。

　スーパーやコンビニの調味料コーナーに行くと「料理酒」というものが売られています。では、「料理酒」と日本酒の違いは何でしょう？
　「料理酒」とは、酒税を安くするために、お酒にうまみ成分や塩をある程度加えたもののことです。特に塩を2パーセント以上加えたものは酒税法上「酒」とはみなされないので、酒類販売免許がなくても売ることができます。
　「料理酒」には塩分がふくまれているので、使うときには塩加減に注意しましょう。

問1　「料理酒」はどのような酒だと説明されていますか？

問2　酒類販売免許がなくても売ることができるのは、どのような料理酒ですか？

問3　「料理酒」を料理に使うときの注意点をあげましょう。

水曜日の練習6　話の記憶（1）の再度の思い出し（5分）

前に出てきた文章を思い出して書きましょう。

問1　各国のコメの代表的な料理を思い出して書きましょう。
・中国
・韓国
・ベトナム
・イタリア
・スペイン

水曜日の練習7　話の記憶（2）の再度の思い出し（5分）

前に出てきた文章を思い出して書きましょう。

問1　酒造りに向いているお米は、ふつうのお米とどんな点が違いましたか？

問2　そのお米は、どうして酒造りに向いているのでしょうか？

水曜日の練習8　話の記憶（3）の思い出し（5分）

前に出てきた文章を思い出して書きましょう。

問1　「料理酒」はどのような酒だと説明されていましたか？

問2　酒類販売免許がなくても売ることができるのは、どのような料理酒ですか？

問3　「料理酒」を料理に使うときの注意点をあげましょう。

水曜日の練習の自己採点

文章や言葉の思い出しはどうでしたか？100点満点で何点か予想して書きましょう。

　　　　　　　　　　　　　　　　　　　　　　　　　　　点

木曜日の練習　準備するもの：鉛筆かペン、国語の辞書

木曜日の練習1　話の記憶（1）（10分）

次の文章を読んで、下の設問に答えましょう。答えはまたあとで質問しますので、何度か書いて覚えましょう。

　発芽玄米とは、玄米を水に一定期間浸し、0.5～1mm発芽させたものです。玄米はもともと白米よりもビタミンやミネラルや食物繊維を多く含んでいますが、フィチン酸との結合によって体に吸収されにくくなっていました。それが、発芽することによってフィターゼという酵素がはたらき、フィチン酸とミネラルの結合を切ってくれるので、それらの栄養素が吸収されやすくなるのです。

問1　発芽玄米とは、どのような玄米のことをいいますか？

問2　ふつうの玄米のミネラルは、どうして身体に吸収されにくかったのでしょうか？

問3　発芽玄米のミネラルが体に吸収されやすいのは、なぜでしょうか？

木曜日の練習2　話の記憶（1）の思い出し（10分）

前のページの文章を思い出して書きましょう。

問1　発芽玄米とは、どのような玄米のことをいいましたか？

問2　ふつうの玄米のミネラルは、どうして身体に吸収されにくかったのでしょうか？

問3　発芽玄米のミネラルが体に吸収されやすいのは、なぜでしょうか？

木曜日の練習3　話の記憶（2）（10分）

次の文章を読んで、下の設問に答えましょう。答えはまたあとで質問しますので、何度か書いて覚えましょう。

　現在、日本に数あるコメの銘柄の中で、酒造用に品種改良されたものを「酒米」と呼びます。その中でも特に酒造りに適した酒米を「酒造好適米」といいます。
　酒造りに適した米を求めて品種改良が進んだのは明治から大正時代にかけてです。日本酒の製造方法は1000年以上も前に確立していましたが、明治から大正時代にかけてイネの品種改良がすすみ、現在の酒造に使われる代表的な銘柄である「山田錦」というお米が開発されました。現在では食糧庁が都道府県単位で「酒造好適米」の品種銘柄を定めていますが、平成15年には75種が指定を受けています。

問1　この文章の題を考えて書きましょう。

問2　明治から大正時代にかけて、酒造においてはどのような点が発展しましたか？

問3　下の下線部を埋めましょう。また、何度か書いて覚えましょう。
現在では＿＿＿＿＿＿庁が都道府県単位で「＿＿＿＿＿＿」の品種銘柄を定めていますが、平成15年には＿＿＿＿種が指定を受けています。

木曜日の練習4　話の記憶（2）の思い出し（10分）

前ページの文章を思い出して書きましょう。

問1　その文章にどんな題をつけましたか？

問2　明治から大正時代にかけて、酒造においてはどのような点が発展しましたか？

問3　下の下線部を埋めましょう。また、何度か書いて覚えましょう。

現在では_____庁が都道府県単位で「_____」の品種銘柄を定めていますが、平成15年には_____種が指定を受けています。

木曜日の練習5　話の記憶（3）（10分）

次の文章を読んで、下の設問に答えましょう。答えはまたあとで質問しますので、何度か書いて覚えましょう。

　最近、お店などで「お米が入っている」ことを売りにしたパンをよくみかけます。パンをつくるとき、米の粉を混ぜると、パンの食感をもちもちにしたり、しっとりさせたりする効果があるようです。
　お米のパンといってもいろいろあり、小麦粉の割合を減らして米粉を入れたものから、小麦粉をまったく使わない、米粉100パーセントのパンまであります。米粉100パーセントのパンは、特に小麦アレルギーの人に喜ばれています。

問1　この文章の題を考えて書きましょう。

問2　パンに米の粉を混ぜると、どんな効果がありますか？

問3　米粉100パーセントのパンは、どのような人に喜ばれていますか？理由もあわせて書きましょう。

木曜日の練習6　話の記憶（1）の再度の思い出し（5分）

前に出てきた文章を思い出して書きましょう。

問1　発芽玄米とは、どのような玄米のことをいいましたか？

問2　ふつうの玄米のミネラルは、どうして身体に吸収されにくかったのでしょうか？

問3　発芽玄米のミネラルが体に吸収されやすいのは、なぜでしょうか？

木曜日の練習7　話の記憶（2）の再度の思い出し（5分）

前に出てきた文章を思い出して書きましょう。

問1　明治から大正時代にかけて、酒造においてはどのような点が発展しましたか？

問2　下の下線部を埋めましょう。
現在では＿＿＿＿＿＿庁が都道府県単位で「＿＿＿＿＿＿＿」の品種銘柄を定めていますが、平成15年には＿＿＿＿種が指定を受けています。

木曜日の練習8　話の記憶（3）の思い出し（5分）

前に出てきた文章を思い出して書きましょう。

問1　パンに米の粉を混ぜると、どんな効果がありましたか？

問2　米粉100パーセントのパンは、どのような人に喜ばれていましたか？理由もあわせて書きましょう。

木曜日の練習の自己採点

文章や言葉の思い出しはどうでしたか？100点満点で何点か予想して書きましょう。

　　　　　　　　　　　　　　　　　　　　　　　　　　　　　　　点

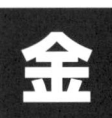

金曜日の練習　　準備するもの：鉛筆かペン、国語の辞書

金曜日の練習1　話の記憶（1）（10分）

次の文章を読んで、下の設問に答えましょう。答えはまたあとで質問しますので、何度か書いて覚えましょう。

　米粉とは、うるち米やもち米を粉にしたものです。その粉にするやり方は2通りあり、米を加熱して粉にするやり方（これをアルファ型といいます）と米を生のまま粉にするやり方（これをベータ型といいます）があります。米粉には以下のものがあります。

上新粉……うるち米を水洗いしてから乾燥させ、粉にしたものです。かしわ餅・草もち・団子・ういろうなどに使われます。

もち粉……もち米を水洗いしてから乾燥させ、粉にしたものです。大福、花びら餅・モナカなどに使われます。

白玉粉……もち米を水洗いしてから、乾燥させずに、水をかけながら石うすでひき、乾燥させたのが白玉粉です。白玉だんご・うぐいすもち・ぎゅうひなどに使われます。

道明寺粉…もち米を蒸してから乾燥させ、荒く粉にしたものです。道明寺というお菓子に使われます。

問1　米粉を作るやり方で、アルファ型とベータ型はどんな点が違いますか？

問2　それぞれの米粉で作られる代表的な食べ物を、書いて覚えましょう。

　　　上新粉　　　　かしわ餅、草もち、団子、ういろう
　　　もち粉　　　　大福、花びら餅、モナカ
　　　白玉粉　　　　白玉だんご、うぐいすもち、ぎゅうひ
　　　道明寺粉　　　道明寺

金曜日の練習2　話の記憶（1）の思い出し（10分）

前ページの文章を思い出して書きましょう。

問1　米粉を作るやり方で、アルファ型とベータ型はどんな点が違いましたか？

問2　それぞれの米粉で作られる代表的な食べ物を書きましょう。

　　上新粉

　　もち粉

　　白玉粉

　　道明寺粉

金曜日の練習3　話の記憶（2）（10分）

次の文章を読んで、下の設問に答えましょう。答えはまたあとで質問しますので、何度か書いて覚えましょう。

　アルファ米というお米をご存じでしょうか。アウトドアが好きな人は携帯用食料のコーナーで見かけたことがあるかもしれません。普通のご飯のレトルト食品とは違い、お湯もしくは水を注ぐだけで食べられるようになるお米のことです。なぜそのようなことが可能かといいますと、すでに熱を加えてアルファでんぷん（火曜日の練習5を参照）にしてあるので、お湯であたためたり火を加えたりする必要がないのです。このように便利な性質を持っていることから、アルファ米は災害時の非常用食品としても注目されています。

問1　この文章の題を考えて書きましょう。

問2　アルファ米とはどんなお米ですか？

問3　アルファ米はなぜそのような性質を持っているのでしょうか？

問4　なぜアルファ米は非常用食品として注目されているのでしょうか？

金曜日の練習4　話の記憶（2）の思い出し（10分）

前ページの文章を思い出しながら答えましょう。

問1　その文章にどんな題をつけましたか？

問2　アルファ米とはどんなお米でしたか？

問3　アルファ米はなぜそのような性質を持っていたのでしょうか？

問4　なぜアルファ米は非常用食品として注目されていたのでしょうか？

金曜日の練習5　話の記憶（3）（10分）

次の文章を読んで、下の設問に答えましょう。答えはまたあとで質問しますので、何度か書いて覚えましょう。

　胚芽米とは、精米を軽くして胚芽の部分を残したお米です。胚芽の部分にはビタミンB1を含むビタミン類が豊富ですので、胚芽米を食べることで脚気（かっけ）を防止することができます。江戸時代の町民は、米価すなわち白米の価格が下がると、白米ばかり食べるので、ビタミンB1の不足から脚気にかかる患者が増加したといわれています。

問1　胚芽米とはどのような米ですか？

問2　江戸時代の町民が米価が下がると脚気になりやすかったのは、なぜでしょうか？

金曜日の練習6　話の記憶（1）の再度の思い出し（5分）

前に出てきた文章を思い出して書きましょう。

問1　米粉を作るやり方で、アルファ型とベータ型はどんな点が違いますか？

問2　それぞれの米粉で作られる代表的な食べ物を書きましょう。
　　上新粉
　　もち粉
　　白玉粉
　　道明寺粉

金曜日の練習7　話の記憶（2）の再度の思い出し（5分）

前に出てきた文章を思い出して書きましょう。

問1　アルファ米とはどんなお米でしたか？

問2　アルファ米はなぜそのような性質を持っているのでしょうか？

問3　なぜアルファ米は非常用食品として注目されているのでしょうか？

金曜日の練習8　話の記憶（3）の思い出し（5分）

前に出てきた文章を思い出して書きましょう。

問1　胚芽米とはどのような米ですか？

問2　江戸時代の町民が米価が下がると脚気になりやすかったのは、なぜでしょうか？

金曜日の練習の自己採点

文章や言葉の思い出しはどうでしたか？100点満点で何点か予想して書きましょう。

　　　　　　　　　　　　　　　　　　　　　　　　　　　　　点

（第8週）

月

月曜日の練習　準備するもの：鉛筆かペン、国語の辞書

月曜日の練習1　話の記憶（1）（10分）

次の文章を読んで、下の設問に答えましょう。答えはまたあとで質問しますので、何度か書いて覚えましょう。

　顔は人の体のなかで最も重要な場所です。なぜなら、そこには人間の五感（視覚、聴覚、味覚、嗅覚、皮膚感覚）のうち、皮膚感覚を除いた4つの受け入れ場所があるからです。とくに、視覚動物と言われている人間では、目で見ることが一番重要な感覚であり、見ることに関係する部位は大脳皮質の広い範囲を占めています。人間の目は前がわについているため、見える範囲は狭いですが、前の方向に移動する時には両眼で前方の距離の算定をしながら行動できます。鳥などは外側に目がついているために、人間と比較して見える範囲が格段に広く、飛んでいる間に頭を動かすことなく広い範囲の視覚情報を得ることに適しています。

問1　この文章の題を考えて書きましょう。

問2　人間の五感をすべて書きましょう。

問3　五感のうち、もっとも重要といわれている感覚は何ですか？

問4　人間の目と鳥の目の働きは、どのように異なりますか？

月曜日の練習2　話の記憶（1）の思い出し（10分）

前のページの文章を思い出して書きましょう。

問1　その文章にどんな題をつけましたか？

問2　人間の五感をすべて書きましょう。

問3　五感のうち、もっとも重要といわれている感覚は何でしたか？

問4　人間の目と鳥の目の働きは、どのように異なりましたか？

月曜日の練習3　話の記憶（2）（10分）

次の文章を読んで、下の設問に答えましょう。答えはまたあとで質問しますので、何度か書いて覚えましょう。

　光を受ける目はいろいろな装置をもっています。その1つは目を保護しているまぶたです。まぶたは上下にありますが、上まぶたの下側には溝があったりなかったりします。溝のあるのが二重（ふたえ）まぶた、ないのは一重まぶたです。上下のまぶたの裏側と眼球（めだま）の表面を覆っているのが結膜です。ここに、涙腺（るいせん）から分泌される涙が外側上部から落ちてきて、目の表面をうるおしています。ふだん気づいていませんが、目のうるおいがきちんと保たれるのは、まばたきのおかげで、涙を均等に結膜上に分布させ、目が乾かないようにしてくれています。いわゆる「涙を流す」というのは、感情が高まって涙腺の分泌が増加し、余分な涙が外に流れ出た状態のことをいいます。

問1　この文章の題を考えて書きましょう。

問2　二重まぶたとは、どんなまぶたをいいますか？

問3　まばたきには、どんな効果があると書かれていますか？

問4　いわゆる「涙を流す」とは、どんな状態をいいますか？

月曜日の練習4　話の記憶（3）（10分）

次の文章を読んで、下の設問に答えましょう。答えはまたあとで質問しますので、何度か書いて覚えましょう。

　眼鏡はふつう、表面がへこんでいるレンズと出ているレンズがあり、それぞれ凹（おう）レンズと凸（とつ）レンズと言います。凹レンズで出来ている眼鏡は焦点を後ろにずらしてものを見るようにしたもので、逆に凸レンズは焦点を手前にもってきたものです。年をとると、近くのものをみる時に丸くなるはずの水晶体に弾力がなくなると充分に丸くならず、焦点が後ろにずれてしまいます。その結果、見るものがぼやけます。そこで、凸レンズ眼鏡をつけることで焦点を前方向に補正します。これが老眼鏡の原理です。

問1　この文章の題を考えて書きましょう。

問2　凹レンズと凸レンズの違いを書いて下さい。

問3　「年を取ると近くのものがぼやけて見える」のは、どうしてでしょうか？

問4　老眼鏡の原理を説明しましょう。

月曜日の練習5　話の記憶（2）の思い出し（5分）

前に出てきた文章を思い出して書きましょう。

問1　二重まぶたとは、どんなまぶたをいいましたか？

問2　まばたきには、どんな効果があると書かれていましたか？

問3　いわゆる「涙を流す」とは、どんな状態をいいましたか？

月曜日の練習6　話の記憶（3）の思い出し（5分）

前に出てきた文章を思い出して書きましょう。

問1　凹レンズと凸レンズの違いを書いて下さい。

問2　「年を取ると近くのものがぼやけて見える」のは、どうしてでしょうか？

問3　老眼鏡の原理を説明しましょう。

月曜日の練習7　話の記憶（4）（10分）

次の文章を読んで、下の設問に答えましょう。答えはまたあとで質問しますので、何度か書いて覚えましょう。

　目の網膜には、いちばん奥にある形や色をもっともよく認識する、小さなくぼみ（黄斑）があります。一般的には、黄斑でピントをあわせ（つまり焦点を作り）、ものの形や色をはっきりと見分けています。黄斑以外でも形を感じることはできますが、そのような場所ではピントがよくあわないことと色を感じないことが特徴です。眼底検査という言葉はきいたことがあるかもしれませんが、眼底というのは網膜のなかでも黄斑などのある後半部分をいいます。眼底検査の大切な役割は、眼底に分布する血管の状態を観察して、脳の血管の状態（動脈硬化など）を推測することです。

問1　この文章の題を考えて書きましょう。

問2　黄斑は何をする場所ですか？

問3　黄斑でものを見るのと、それ以外の部位でみるのでは、どのように異なりますか？

問4　眼底検査の大切な役割を書きましょう。

月曜日の練習8　話の記憶（4）の思い出し（5分）

前のページの文章を思い出して書きましょう。

問1　その文章にどんな題をつけましたか？

問2　黄斑は何をする場所ですか？

問3　黄斑でものを見るのと、それ以外の部位でみるのでは、どのように異なりますか？

問4　眼底検査の大切な役割を書きましょう。

月曜日の練習9　話の記憶（1）の再度の思い出し（5分）

前に出てきた文章を思い出して書きましょう。

問1　人間の五感をすべて書きましょう。

問2　五感のうち、もっとも重要といわれている感覚は何でしたか？

問3　人間の目と鳥の目の働きは、どのように異なりましたか？

月曜日の練習10　話の記憶（2）の再度の思い出し（5分）

前に出てきた文章を思い出して書きましょう。

問1　二重まぶたとは、どんなまぶたをいいましたか？

問2　まばたきには、どんな効果があると書かれていましたか？

問3　いわゆる「涙を流す」とは、どんな状態をいいましたか？

月曜日の練習11　話の記憶（3）の再度の思い出し（5分）

前に出てきた文章を思い出して書きましょう。

問1　凹レンズと凸レンズの違いを書いて下さい。

問2　「年を取ると近くのものがぼやけて見える」のは、どうしてでしょうか？

問3　老眼鏡の原理を説明しましょう。

月曜日の練習12　話の記憶（4）の再度の思い出し（5分）

前に出てきた文章を思い出して書きましょう。

問1　黄斑は何をする場所でしたか？

問2　黄斑でものを見るのと、それ以外の部位でみるのでは、どのように異なりましたか？

問3　眼底検査の大切な役割を書きましょう。

月曜日の練習の自己採点

文章や言葉の思い出しはどうでしたか？100点満点で何点か予想して書きましょう。

　　　　　　　　　　　　　　　　　　　　　　　　　　　　　点

今日学んだことで、もっとも印象に残っているのは、どんなことですか？

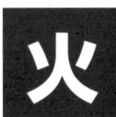

火曜日の練習　準備するもの：鉛筆かペン、国語の辞書

火曜日の練習1　話の記憶（1）（10分）

次の文章を読んで、下の設問に答えましょう。答えはまたあとで質問しますので、何度か書いて覚えましょう。

　鼻の空間（鼻腔）の天井には匂いを感じる感覚細胞があります。そこはいつも粘液によって湿っており、感覚細胞が出している毛が、粘液にとけた匂いの分子を捕らえることで、匂いを感じる仕組みになっています。鼻腔は、嗅覚以外にも、いわゆる不要なものが気道にはいらないようにするフィルター役と、入る空気の湿度・温度を調整する役目をもっています。実は、人間の嗅覚はそれほど敏感でないうえに、馴れの現象があると言います。同じ匂いを嗅いでいると、その匂いに対する感受性が下がってしまう、つまり匂わなくなるという現象です。

問1　この文章の題を考えて書きましょう。

問2　匂いを感じる仕組みについて書きましょう。

問3　鼻腔の役目について書きましょう。

問4　匂いにおける「馴れの現象」とは、どのようなものですか？

火曜日の練習2　話の記憶（1）の思い出し（5分）

前のページの文章を思い出して書きましょう。

問1　その文章にどんな題をつけましたか？

問2　匂いを感じる仕組みについて書きましょう。

問3　鼻腔の役目について書きましょう。

問4　匂いにおける「馴れの現象」とは、どのようなものでしたか？

火曜日の練習3　話の記憶（2）（10分）

次の文章を読んで、下の設問に答えましょう。答えはまたあとで質問しますので、何度か書いて覚えましょう。

　早春には、ほのかな霞（かすみ）のような梅の香りや、沈丁花（じんちょうげ）のあまい香りに気づく。5月になるとバラは咲き誇り、その香りを楽しませてくれる。梅雨の時期にはクチナシの白い花があまい豊かな香りを放ち、10月には金木犀（きんもくせい）の甘いふくよかな香りが漂ってくる。このような天然の香りを生活に利用しはじめたのはギリシャ・ローマ時代からと言われるが、私たちの生活でも現在いろいろな形で香りが用いられている。香りの王様といわれるのはジャスミンであるが、これはモクセイ科の常緑の低い木に咲く花で、可憐な香りを持っているので、香水やお茶に使われる。

問1　この文章の題を考えて書きましょう。

問2　「時期」と「香る花」の組み合わせを、何度か書いて覚えましょう。
　　早春に香る花
　　5月に香る花
　　梅雨に香る花
　　10月に香る花

問3　天然の香りを生活に利用したのは、いつ頃からと書いてありますか？

問4　ジャスミンの特徴について説明しましょう。

火曜日の練習4　話の記憶（3）（10分）

次の文章を読んで、下の設問に答えましょう。答えはまたあとで質問しますので、何度か書いて覚えましょう。

　それほど嗅覚の敏感でないヒトでは想像できないが、動物の嗅覚は、自分の子供をみわけるためにも、食べ物のありかを探すためにも重要な役割を担っている。嗅覚細胞の構造は、感覚細胞の線維が次の神経細胞に情報を直接伝達するという、非常に原始的な仕組みになっている。驚くべきことに、感覚細胞は壊れるとまた再生するようだ。動物などで嗅覚を取ってしまっても2～3週間もするとまた匂いを感じて隠した食べ物を探せるようになる。

問1　この文章の題を考えて書きましょう。

問2　動物の嗅覚の役割を書きましょう。

問3　動物の嗅覚細胞を取ってしまうと、どんなことが起こりますか？

火曜日の練習5　話の記憶（2）の思い出し（5分）

前に出てきた文章を思い出して書きましょう。

問1　以下の時期に香る花の名前を書きましょう。
　早春に香る花
　5月に香る花
　梅雨に香る花
　10月に香る花

問2　天然の香りを生活に利用したのは、いつ頃からと書いてありましたか？

問3　ジャスミンの特徴について説明しましょう。

火曜日の練習6　話の記憶（3）の思い出し（5分）

前に出てきた文章を思い出して書きましょう。

問1　動物の嗅覚の役割を書きましょう。

問2　動物の嗅覚細胞を取ってしまうと、どんなことが起こりますか？

火曜日の練習7　話の記憶（4）（10分）

次の文章を読んで、下の設問に答えましょう。答えはまたあとで質問しますので、何度か書いて覚えましょう。

　「アロマテラピー」という言葉を最近よくききます。これは、心地よい匂いを嗅いで、心身ともにリラックスさせる療法を中心としていますが、そればかりでなく、マッサージ、入浴、湿布などの体のそとからの香り成分の取り込みと、その飲食まで含む治療法です。この匂いに使われるものは天然の植物性のものやその精油といわれる匂い成分の抽出物で、よく知られている天然の植物には、月桂樹、サルビア、薔薇（ばら）、ジャスミンなどがあります。また、室内にポプリ（匂いのよい花をハーブ、スパイス、香料と一緒に熟成させたもの）を置く、お香を炊くなども広い意味でアロマテラピーと言えましょう。

問1　アロマテラピーとは、どのような治療法ですか？

問2　アロマテラピーによく用いられる植物をあげましょう。

問3　ポプリとはどんなものであるか、説明しましょう。

火曜日の練習8　話の記憶（4）の思い出し（5分）

前のページの文章を思い出して書きましょう。

問1　アロマテラピーとは、どのような治療法でしたか？

問2　アロマテラピーによく用いられる植物をあげましょう。

問3　ポプリとはどんなものであるか、説明しましょう。

火曜日の練習9　話の記憶（1）の再度の思い出し（5分）

前に出てきた文章を思い出して書きましょう。

問1　匂いを感じる仕組みについて書きましょう。

問2　鼻腔の役目について書きましょう。

問3　匂いにおける「馴れの現象」とは、どのようなものでしたか？

火曜日の練習10　話の記憶（2）の再度の思い出し（5分）

前に出てきた文章を思い出して書きましょう。

問1　以下の時期に香る花の名前を書きましょう。
　　早春に香る花
　　5月に香る花
　　梅雨に香る花
　　10月に香る花

問2　天然の香りを生活に利用したのは、いつ頃からと書いてありましたか？

問3　ジャスミンについて覚えていることを書きましょう。

火曜日の練習11　話の記憶（3）の再度の思い出し（5分）

前に出てきた文章を思い出して書きましょう。

問1　動物の嗅覚の役割を書きましょう。

問2　動物の嗅覚細胞を取ってしまうと、どんなことが起こりましたか？

火曜日の練習12　話の記憶（4）の再度の思い出し（5分）

前に出てきた文章を思い出して書きましょう。

問1　アロマテラピーとは、どのような治療法でしたか？

問2　アロマテラピーによく用いられる植物をあげましょう。

問3　ポプリとはどんなものであるか、説明しましょう。

火曜日の練習の自己採点

文章や言葉の思い出しはどうでしたか？100点満点で何点か予想して書きましょう。

　　　　　　　　　　　　　　　　　　　　　　　　　点

今日学んだことで、もっとも印象に残っているのは、どんなことですか？

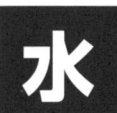

水曜日の練習　準備するもの：鉛筆かペン、国語の辞書

水曜日の練習1　話の記憶（1）（10分）

次の文章を読んで、下の設問に答えましょう。答えはまたあとで質問しますので、何度か書いて覚えましょう。

　口の役割は大きく分けて3つあるといえます。1つは食べものを取り込むための役割と、もう1つは声を出す、歌を歌うなどの、広い意味でのコミュニケーションの役割、3つ目は鼻と同じく呼吸の役割です。食べ物を取り込む役割のなかで、味を感じるために重要なものが、舌の上にある味蕾（みらい）と呼ばれる感覚器です。基本的な味としては、甘味、塩味、酸味、苦味の4つがありますが、それぞれショ糖、食塩、塩酸、硫酸キニーネで測るようです。生まれたばかりでも、甘み、酸味、苦みは感じるようで、甘みには笑顔になり、あとの2つに対しては顔をしかめるといいます。しかし酸味は生後3ー4ヶ月になるまで感じられないようです。

問1　この文章の題を考えて書きましょう。

問2　口の役割を3つ書きましょう。

問3　4つの基本的な味を書きましょう。またそれらはそれぞれ、どのような物質で測りますか？

問4　生まれたばかりの赤ちゃんが感じないのは、どの味覚ですか？

水曜日の練習2　話の記憶（1）の思い出し（5分）

前のページの文章を思い出して書きましょう。

問1　その文章にどんな題をつけましたか？

問2　口の役割を3つ書きましょう。

問3　4つの基本的な味を書きましょう。またそれらはそれぞれ、どのような物質で測りましたか？

問4　生まれたばかりの赤ちゃんが感じないのは、どの味覚でしたか？

水曜日の練習3　話の記憶（2）（10分）

次の文章を読んで、下の設問に答えましょう。答えはまたあとで質問しますので、何度か書いて覚えましょう。

　前の文章では4つの基本味として、甘味、塩味、酸味、苦味をあげたが、このようなもので表現できない、もっと実生活に近い味がある。それは一世紀以上も前に日本人によって見いだされた「うま味」である。「うま味」の成分は、グルタミン酸、イノシン酸、グアニン酸のソーダ（ナトリウム塩）が水に溶けたものである。グルタミン酸は植物性食品に含まれ、イノシン酸、グアニン酸は肉や魚といった動物性食品に多く含まれている。日本料理のダシはカツオ節（動物性食品）と昆布（植物性食品）のあわせ、西洋料理のダシであるブイヨンは、すね肉と野菜というふうに、動物性食品と植物性食品のうま味に相乗効果があることを上手に使っている。

問1　この文章の題を考えて書きましょう。

問2　うま味の成分を書きましょう。また、それを「動物性」「植物性」に分類しましょう。

問3　動物性食品と植物性食品のうま味に相乗効果があることの実例を書きましょう。

水曜日の練習4　話の記憶（3）（10分）

次の文章を読んで、下の設問に答えましょう。答えはまたあとで質問しますので、何度か書いて覚えましょう。

　口腔の健康で問題になるのは、歯の衛生と唾液であろう。歯の衛生については、歯と歯の間などに食べものの残りが付着し、そこに細菌が繁殖することで虫歯となることが知られている。虫歯予防には歯磨きが推奨されているが、歯ブラシはなかなか歯間まで入らないので、歯間ブラシの使用も必要であろう。唾液は唾液腺から1日に1リットル以上も出ると考えられ、デンプンを分解する消化作用ばかりでなく、細菌の感染をふせぎ、止血して傷の治りを促進するような働きまで備えている。つまり唾液は、歯の衛生に参加しているばかりでなく、口腔のいろいろな働きに寄与しているようだ。

問1　この文章の題を考えて書きましょう。

問2　虫歯の起こる仕組みについて書きましょう。

問3　唾液の役割について書きましょう。

水曜日の練習5　話の記憶（2）の思い出し（5分）

前に出てきた文章を思い出して書きましょう。

問1　うま味の成分を書きましょう。また、それを「動物性」「植物性」に分類しましょう。

問2　動物性食品と植物性食品のうま味に相乗効果があることの実例を書きましょう。

水曜日の練習6　話の記憶（3）の思い出し（5分）

前に出てきた文章を思い出して書きましょう。

問1　虫歯の起こる仕組みについて書きましょう。

問2　唾液の役割について書きましょう。

水曜日の練習7　話の記憶（4）（10分）

次の文章を読んで、下の設問に答えましょう。答えはまたあとで質問しますので、何度か書いて覚えましょう。

　はっきりとはわかってないが、高齢者になると味への感受性が変わる可能性がある。高齢者では強い甘味や塩味を好む人も多く、年齢とともに甘味や塩味の感覚が鈍くなってゆくためとも考えられるが、これは脳における味覚の情報処理速度が遅くなることからも説明出来るかもしれない。その反面、食塩制限を受けている高齢者は、塩味に敏感であるとも言われ、そのときの健康状態が味の感受性を左右することも十分考慮に入れるべきであろう。大切なのは、高齢者だからといって薄味を好むとか、和食を好む、とは一概にはいえず、加齢による脳の情報処理速度の変化、そのときの健康状態、それにプラスしてそれまでのライフスタイルや嗜好によって味への感受性は影響されるということである。

問1　この文章の題を考えて書きましょう。

問2　高齢になると甘味や塩味の感覚が鈍くなるのは、どのように説明されますか？

問3　味の感受性に影響を与えるものを書きましょう。

問4　あなたのまわりの高齢者は、どのような食べ物を好みますか？好きに考えて書きましょう。

水曜日の練習8　話の記憶（4）の思い出し（5分）

前ページの文章を思い出して書きましょう。

問1　その文章にどんな題をつけましたか？

問2　高齢になると味の感受性はどうなると書いてありますか？

問3　味の感受性に影響を与えるものを書きましょう。

問4　あなたのまわりの高齢者は、どのような食べ物を好むと書きましたか？

水曜日の練習9　話の記憶（1）の再度の思い出し（5分）

前に出てきた文章を思い出して書きましょう。

問1　口の役割を3つ書きましょう。

問2　4つの基本的な味を書きましょう。またそれらはそれぞれ、どのような物質で測りましたか？

問3　生まれたばかりの赤ちゃんが感じないのは、どの味覚でしたか？

水曜日の練習10　話の記憶（2）の再度の思い出し（5分）

前に出てきた文章を思い出して書きましょう。

問1　うま味の成分を書きましょう。また、それを「動物性」「植物性」に分類しましょう。

問2　動物性食品と植物性食品のうま味に相乗効果があることの実例を書きましょう。

水曜日の練習11　話の記憶（3）の再度の思い出し（5分）

前に出てきた文章を思い出して書きましょう。

問1　虫歯の起こる仕組みについて書きましょう。

問2　唾液の役割について書きましょう。

水曜日の練習12　話の記憶（4）の再度の思い出し（5分）

前に出てきた文章を思い出して書きましょう。

問1　高齢になると味の感受性はどうなると書いてありますか？

問2　味の感受性に影響を与えるものを書きましょう。

問3　あなたのまわりの高齢者は、どのような食べ物を好むと書きましたか？

水曜日の練習の自己採点

文章や言葉の思い出しはどうでしたか？100点満点で何点か予想して書きましょう。

　　　　　　　　　　　　　　　　　　　　　　　　　　　　点

今日学んだことで、もっとも印象に残っているのは、どんなことですか？

木曜日の練習　準備するもの：鉛筆かペン、国語の辞書

木曜日の練習1　話の記憶（1）（10分）

次の文章を読んで、下の設問に答えましょう。答えはまたあとで質問しますので、何度か書いて覚えましょう。

　耳には、空気の振動を受け取り、増幅して、さらにそれをリンパ液の振動に代えることで音を感じる役割があります。入り口から鼓膜（こまく）までの場所を「外耳」と言い、鼓膜の振動を増幅するところが中耳です。中耳は耳管という管で咽頭（のど）につながっているので、上気道感染（いわゆる風邪）がここまで広がって、中耳炎を起こすことがあります。外の気圧が急に低くなったりすると、体内のほうが気圧が高いので、鼓膜が張った感じになります。これは、唾を呑み込んで咽頭から耳管を通じて外気を入れ、等圧にするともとに戻ります。リンパ液の振動を受け取る感覚細胞のあるコルチ器官は内耳にあります。そこではコルチ器官は、2まわり半のかたつむりの形をしている蝸牛管の中にあります。

問1　この文章の題を考えて書きましょう。

問2　耳の役割について書きましょう。

問3　中耳炎を起こすメカニズムを書きましょう。

問4　外の気圧が急に低くなると、どうなりますか？

問5　「コルチ器官」について説明しましょう。

木曜日の練習2　話の記憶（1）の思い出し（5分）

前のページの文章を思い出して書きましょう。

問1　その文章にどんな題をつけましたか？

問2　耳の役割について書きましょう。

問3　中耳炎を起こすメカニズムを書きましょう。

問4　外の気圧が急に低くなると、どうなりましたか？

問5　「コルチ器官」について説明しましょう。

木曜日の練習3　話の記憶（2）（10分）

次の文章を読んで、下の設問に答えましょう。答えはまたあとで質問しますので、何度か書いて覚えましょう。

　情報の伝達経路としては、昔は読み物で視覚的な情報を受け取ることが主流でしたが、現在ではテレビなどの視覚的な情報も盛んです。ただ、現在でも聴覚だけで情報を受け取る場合もあります。夜行性動物にとって音は危険から身を守る重要な情報ですが、その点は人間にも当てはまります。緊急警報はサイレンで伝えますし、ガス漏れを音で知らせる機能もあります。また、いろいろな災害の場合に、「誰それがいない」などという情報は口コミで伝わりますし、警察の聞き込みなどもかなり犯罪の検挙に役に立っています。聴覚情報の方が視覚情報より脳での記憶としての保持が長く、しかも簡単に作業中でも獲得できますので、便利な場合があるのです。

問1　この文章の題を考えて書きましょう。

問2　危険防止に音が用いられている例をあげましょう。

問3　音による情報伝達の便利な点をあげましょう。

木曜日の練習4　話の記憶（3）（10分）

次の文章を読んで、下の設問に答えましょう。答えはまたあとで質問しますので、何度か書いて覚えましょう。

　騒音、振動、悪臭などの問題のなかで一番問題になるのは騒音でしょう。身近な騒音問題では、犬の鳴き声、ピアノの音、カラオケの音などによるものがあります。さらに公共的に問題になることは、広い意味での乗りもの（航空機、新幹線、自動車など）の騒音、建設作業、工事、工場などの騒音でしょう。これらは公害問題として解決される場合が多くなりましたが、家庭内の騒音、楽器や、ときにはいびきなどによる騒音問題はなかなか解決しにくい側面があります。

問1　この文章の題を考えて書きましょう。

問2　身近な騒音には、どのようなものがありますか？

問3　あなたの家ではどのような騒音問題がありますか？自由に考えて書きましょう。

問4　公共的な騒音には、どのようなものがありますか？

木曜日の練習5　話の記憶（2）の思い出し（5分）

前に出てきた文章を思い出して書きましょう。

問1　危険防止に音が用いられている例をあげましょう。

問2　音による情報伝達の便利な点をあげましょう。

木曜日の練習6　話の記憶（3）の思い出し（5分）

前に出てきた文章を思い出して書きましょう。

問1　身近な騒音には、どのようなものがありますか？

問2　あなたの家ではどのような騒音問題がありましたか？自由に考えて書きましょう。

問3　公共的な騒音には、どのようなものがありますか？

木曜日の練習7　話の記憶（4）（10分）

次の文章を読んで、下の設問に答えましょう。答えはまたあとで質問しますので、何度か書いて覚えましょう。

　日本では、あまりクラシック音楽が生活に定着していません。日本にはプロのオーケストラが20以上もありますが、それを聴きに足を運ぶ人口は1％と言われています。その理由として、西欧文化であるクラシック音楽が日本に入ってきてまだ100年あまりであり、歴史が浅いことがあげられます。さらに、教育現場に浸透していないこと、オーケストラが地域活動にあまり参加していないことがあげられます。その運営資金の多くを補助金にたよる非営利組織であるオーケストラは、教育界、地域社会、自治体などがもっと智恵をしぼって興業として成り立つように振興する必要があるでしょう。

問1　この文章の題を考えて書きましょう。

問2　クラシック音楽が生活に定着していないことは、どのような数字からわかりますか？

問3　日本でクラシック音楽が生活に定着していない理由を書きましょう。

問4　どのようにしたらオーケストラの振興につながると思いますか？あなたの考えを書きましょう。

木曜日の練習8　話の記憶（4）の思い出し（5分）

前のページの話を思い出しながら書きましょう。

問1　その文章にどんな題をつけましたか？

問2　クラシック音楽が生活に定着していないことは、どのような数字からわかりましたか？

問3　日本でクラシック音楽が生活に定着していない理由を書きましょう。

問4　前のページであなたは、どのようにしたらオーケストラの振興につながると思いましたか？

木曜日の練習9　話の記憶（1）の再度の思い出し（5分）

前に出てきた話を思い出して書きましょう。

問1　耳の役割について書きましょう。

問2　中耳炎を起こすメカニズムを書きましょう。

問3　外の気圧が急に低くなると、どうなりましたか？

木曜日の練習10　話の記憶（2）の再度の思い出し（5分）

前に出てきた文章を思い出して書きましょう。

問1　電化製品に音が用いられている例をあげましょう。

問2　音による情報伝達の便利な点をあげましょう。

木曜日の練習11　話の記憶（3）の再度の思い出し（5分）

前に出てきた文章を思い出して書きましょう。

問1　身近な騒音には、どのようなものがありますか？

問2　あなたの家ではどのような騒音問題があると書きましたか？

問3　公共的な騒音には、どのようなものがありますか？

木曜日の練習12　話の記憶（4）の再度の思い出し（5分）

前に出てきた文章を思い出して書きましょう。

問1　クラシック音楽が生活に定着していないことは、どのような数字からわかりましたか？

問2　日本でクラシック音楽が生活に定着していない理由を書きましょう。

問3　あなたは、どのようにしたらオーケストラの振興につながると書きましたか？

木曜日の練習の自己採点

文章や言葉の思い出しはどうでしたか？100点満点で何点か予想して書きましょう。

点

今日学んだことで、もっとも印象に残っているのは、どんなことですか？

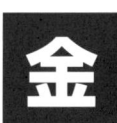

金曜日の練習　準備するもの：鉛筆かペン、国語の辞書

金曜日の練習1　話の記憶（1）（10分）

次の文章を読んで、下の設問に答えましょう。答えはまたあとで質問しますので、何度か書いて覚えましょう。

　人間の顔には、20種類以上の「表情筋」があります。顔の表情とは、表情筋が収縮したときに出来るいろいろな顔の変化のことです。表情筋によって作られる表情の例をあげると、みけんや鼻の筋の収縮でしわを起こす表情は不快や不満を表し、口や目を開く表情は驚きや喜びの表現になります。これらの表情筋はすべて顔面神経が支配しています。顔面神経が麻痺すると、表情筋を動かすことが困難となり、その結果顔の一部が動かせなくなり、表情が乏しくなります。

問1　この文章の題を考えて書きましょう。

問2　顔の表情とは何であるか、説明しましょう。

問3　表情筋によって作られる表情の例をあげてください。

問4　顔面神経が麻痺するとどうなりますか？

金曜日の練習2　話の記憶（1）の思い出し（5分）

前のページの文章を思い出して書きましょう。

問1　その文章にどんな題をつけましたか？

問2　顔の表情とはどのように説明されましたか？

問3　表情筋によって作られる表情の例をあげてください。

問4　顔面神経が麻痺するとどうなりましたか？

金曜日の練習3　話の記憶（2）（10分）

次の文章を読んで、下の設問に答えましょう。答えはまたあとで質問しますので、何度か書いて覚えましょう。

　顔など皮膚が露出している部分を守るために、気をつけたほうがよいことが2つあります。それは乾燥と日焼けです。その2つは注意すれば防止出来ることですし、それを防ぐことは同時に皮膚の老化防止にもなります。乾燥の防止は、洗顔後に保湿クリームをつける、お化粧をして膜を作る、などの方法があります。日焼け防止は、日焼け止めクリームを塗ったり、紫外線予防のための化粧品を用いたり、帽子や日傘などで直射日光を防いだりすることで防止できます。一般的に言って、化粧することは遮光や乾燥防止の観点からも効果があるようです。

問1　この文章の題を考えて書きましょう。

問2　皮膚が露出している部分を守るために、気をつけることを2つあげましょう。

問3　日焼け防止には、どのような方法がありますか？

問4　化粧の美容以外の効果を書きましょう。

金曜日の練習4　話の記憶（3）（10分）

次の文章を読んで、下の設問に答えましょう。答えはまたあとで質問しますので、何度か書いて覚えましょう。

　皮膚の感覚といえば、痛み（痛覚）と触った感覚（触圧覚）がすぐ思い出されますが、そのほかに温冷覚（暖かさ、冷たさの感覚）などがあります。痛み刺激は覚醒状態を上げることが知られており、たとえば、つねるとすぐに目覚める、痛くて眠れないといったことが起こります。また、毛根も含めた毛は鋭敏な触覚器官です。毛根に豊富に分布する神経線維は、毛根を取り囲むようにグルグルと巻き付いています。これにより、毛根の傾きの変化を敏感にとらえることができるのです。

問1　この文章の題を考えて書きましょう。

問2　皮膚の感覚としてあげられているものを4つ書きましょう。

問3　覚醒状態を上げる感覚の例を書きましょう。

問4　毛根が鋭敏な触覚器官なのは、なぜでしょうか。

金曜日の練習5　話の記憶（2）の思い出し（5分）

前に出てきた文章を思い出して書きましょう。

問1　皮膚が露出している部分を守るために、気をつけることを2つあげましょう。

問2　日焼け防止には、どのような方法がありますか？

問3　化粧の美容以外の効果を書きましょう。

金曜日の練習6　話の記憶（3）の思い出し（5分）

前のページの話を思い出して、以下の問題に答えましょう。

問1　皮膚の感覚としてあげられていたものを4つ書きましょう。

問2　覚醒状態を上げる感覚の例を書きましょう。

問3　毛根が鋭敏な触覚器官なのは、なぜでしょうか。

金曜日の練習7　話の記憶（4）（10分）

次の文章を読んで、下の設問に答えましょう。答えはまたあとで質問しますので、何度か書いて覚えましょう。

　人間の手の平と足の裏の皮膚表面（表皮）は、他の皮膚の10倍もの細胞が層をなしています。手の平や足の裏がほかの皮膚と違って丈夫なのはそのためです。これは四つ足で地面に接触していたときのなごりであり、擦り切れを防ぐ構造となっているからです。この部分には、他の部位の皮膚にない特徴がほかにもあります。手の平や足の裏がとても汗をかき易いのはご存知だと思いますが、普通の皮膚ではしわのなかにある汗腺の出口（汗の出るところ）が、これらの場所では表面にあります。そしてその汗は、地面に接触したときの潤滑油の働きをします。また、この部分はかつて地面に接していた部分であり、太陽が当たらなかったので、遮光の働きをするメラニン色素が少ないことも特徴です。

問1　この文章の題を考えて書きましょう。

問2　手の平や足の裏の表皮が丈夫なのは、なぜでしょうか？

問3　手の平や足の裏が汗をかきやすいのは、なぜでしょうか？

問4　手の平や足の裏でメラニン色素が少ないのは、なぜでしょうか？

金曜日の練習8　話の記憶（4）の思い出し（5分）

前ページの文章を思い出して書きましょう。

問1　その文章にどんな題をつけましたか？

問2　手の平や足の裏の表皮が丈夫なのは、なぜでしたか？

問3　手の平や足の裏が汗をかきやすいのは、なぜでしたか？

問4　手の平や足の裏でメラニン色素が少ないのは、なぜでしたか？

金曜日の練習9　話の記憶（1）の再度の思い出し（5分）

前に出てきた文章を思い出して書きましょう。

問1　顔の表情とは何でしたか？

問2　表情筋によって作られる表情の例をあげてください。

問3　顔面神経が麻痺するとどうなりましたか？

金曜日の練習10　話の記憶（2）の再度の思い出し（5分）

前に出てきた文章を思い出して書きましょう。

問1　皮膚が露出している部分を守るために、気をつけることを2つあげましょう。

問2　日焼け防止には、どのような方法がありますか？

問3　一般的な化粧の効果をあげましょう。

金曜日の練習11　話の記憶（3）の再度の思い出し（5分）

前に出てきた文章を思い出して書きましょう。

問1　皮膚の感覚としてあげられていたものを4つ書きましょう。

問2　覚醒状態を上げる感覚の例を書きましょう。

問3　毛根が鋭敏な触覚器官なのは、なぜでしょうか。

金曜日の練習12　話の記憶（4）の再度の思い出し（5分）

前に出てきた文章を思い出して書きましょう。

問1　手の平や足の裏の表皮が丈夫なのは、なぜでしたか？

問2　手の平や足の裏が汗をかきやすいのは、なぜでしたか？

問3　手の平や足の裏でメラニン色素が少ないのは、なぜでしたか？

金曜日の練習の自己採点

文章や言葉の思い出しはどうでしたか？100点満点で何点か予想して書きましょう。

$\hspace{12cm}$点

今日学んだことで、もっとも印象に残っているのは、どんなことですか？

FM 練習帳

脳損傷のリハビリテーションのための方法
記憶の練習帳

編 集
TBI リハビリテーション研究所
NPO 法人 TBI リハビリテーションセンター

藤 井 正 子
松 岡 恵 子

株式会社 新興医学出版社

この練習帳の使用について

1. 練習帳の目的

この練習帳は、外傷性脳損傷後の記憶障害のリハビリテーションを目的として開発されましたが、少し認知機能が低下していると思われる、あらゆる障害の方のトレーニングに適しています。練習帳を使用することにより、いろいろな方策で記憶することに慣れ、頭の働きが総合的に良くなっていくことが期待されます。

2. 練習帳の作成方針

日本語の文字は複雑であり、それゆえ重要性も高く、また障害も出やすいという考え方から、この練習帳は文字・文章を中心に作ってあります。新しいことを覚える課題もありますが、昔の記憶を動員すると出来るような問題もあります。とくに、記憶の練習帳Ⅳは、これを覚えると少し生活が豊かになるだろうという期待をこめて、文章のテーマをひとつにそろえました。

3. 練習帳の使用者

この練習帳は、脳損傷のリハビリテーション現場で用いられることを想定して作りましたが、たとえば、頭のトレーニングをしてみたいという高齢者の方など、広い範囲の方々にお使いいただけます。

4. 練習帳の使用方法

原則として毎日実行してほしいので、月曜日から金曜日までの構成で作ってあります。ただし、平日にお勤めがある方では、土日に全部やってもかまいません。記憶力の程度に応じて、適宜行う順番を変えてくださってもかまいません。ここでは8週分しかありませんが、当NPOにはさらに多くの練習帳がありますので、ほかの練習帳もやってみたいと思われましたら、下記までご連絡ください。

5. 採点について

別紙のように採点表を作成しました。思い出しの作業では、直後再生と遅延再生を別に採点するようになっています。ただし、この採点方法は1つの目安であり、独自に採点方法を工夫してみるのも一案です。自分で評価することは、障害の気づきを生む大切な過程です。

謝辞：この練習帳の製作には、子日とも、藤井　愛、藤田久美子氏にご協力を頂きました。心から御礼もうしあげます。

記憶のリハビリテーションについてさらに勉強したい方は、私どもの翻訳した「高次脳機能障害のリハビリテーション」(JohnstoneとStonnington編、松岡恵子、藤田久美子、藤井正子　訳、新興医学出版社、2004) を参照いただけると、理解が深まると思います。ご質問、ご相談は、下記にご連絡ください。

〒110-0008　台東区池之端4-10-10　TBIリハビリテーション研究所内
NPO法人TBIリハビリテーションセンター
TEL/FAX：03-3823-2021
E-mail：tbirehab@hotmail.com
ウェブサイト：http://homepage3.nifty.com/tbi/

記憶の練習帳 Ⅰ（第1週）　採点の手引き
（この採点方法は、あくまでも一つの目安です。各自、工夫して採点するのも一つの試みです。）

練習 3	あいうえおで覚える（1）の思い出し	各4点で全部で20点
練習 4	4つの言葉（1）の思い出し	各2点で全部で8点
練習 7	絵につけた言葉の思い出し	5点
練習 8	絵につけた文章の思い出し	10点
練習 11	あいうえおで覚える（2）の思い出し	各4点で全部で20点
練習 12	4つの言葉（2）の思い出し	各1点で全部で4点
練習 13	絵につけた言葉の再度の思い出し	各5点で全部で15点
練習 14	絵につけた文章の再度の思い出し	18点

記憶の練習帳 Ⅰ（第2週）　採点の手引き
（この採点方法は、あくまでも一つの目安です。各自、工夫して採点するのも一つの試みです。）

練習 3	かきくけこで覚える（1）の思い出し	各4点で全部で20点
練習 4	5つの言葉（1）の思い出し	各2点で全部で10点
練習 7	絵につけた言葉の思い出し	各2点で全部で6点
練習 8	絵につけた文章の思い出し	10点
練習 11	かきくけこで覚える（2）の思い出し	各4点で全部で20点
練習 12	5つの言葉（2）の思い出し	各1点で全部で5点
練習 13	絵につけた言葉の再度の思い出し	各5点で全部で15点
練習 14	絵につけた文章の再度の思い出し	14点

記憶の練習帳 Ⅱ（第3週）　採点の手引き

（この採点方法は、あくまでも一つの目安です。各自、工夫して採点するのも一つの試みです。）

練習4	名前の記憶の思い出し	各3点で全部で9点
練習5	6つの言葉の思い出し	各1点で全部で6点
練習6	絵につけた文章の思い出し	6点
練習9	話の記憶（1）の思い出し	各2点で全部で6点
練習10	話の記憶（2）の思い出し	各2点で全部で6点
練習11	名前の記憶の再度の思い出し	各6点で全部で18点
練習12	6つの言葉の再度の思い出し	各2点で全部で12点
練習13	絵につけた文章の再度の思い出し	13点
練習14	話の記憶（1）の再度の思い出し	各4点で全部で12点
練習15	話の記憶（2）の再度の思い出し	各4点で全部で12点

記憶の練習帳 Ⅱ（第4週）　採点の手引き

（この採点方法は、あくまでも一つの目安です。各自、工夫して採点するのも一つの試みです。）

練習4	名前の記憶の思い出し	各3点で全部で9点
練習5	6つの言葉の思い出し	各1点で全部で6点
練習6	絵につけた文章の思い出し	6点
練習9	話の記憶（1）の思い出し	各2点で全部で6点
練習10	話の記憶（2）の思い出し	各2点で全部で6点
練習11	名前の記憶の再度の思い出し	各6点で全部で18点
練習12	6つの言葉の再度の思い出し	各2点で全部で12点
練習13	絵につけた文章の再度の思い出し	13点
練習14	話の記憶（1）の再度の思い出し	各4点で全部で12点
練習15	話の記憶（2）の再度の思い出し	各4点で全部で12点

記憶の練習帳 Ⅲ（第5週）　採点の手引き
（この採点方法は、あくまでも一つの目安です。各自、工夫して採点するのも一つの試みです。）

練習3	5つの単語対の思い出し	各1点で全部で5点
練習4	5つの文章の思い出し	各2点で全部で10点
練習7	話の記憶（1）の思い出し	全部で10点
練習8	4つの文章	各2点で全部で8点
練習9	5つの単語対の再度の思い出し	各2点で全部で10点
練習10	5つの文章の再度の思い出し	各4点で全部で20点
練習11	話の記憶（1）の再度の思い出し	全部で21点
練習12	4つの文章の再度の思い出し	各4点で全部で16点

記憶の練習帳 Ⅲ（第6週）　採点の手引き
（この採点方法は、あくまでも一つの目安です。各自、工夫して採点するのも一つの試みです。）

練習3	5つの単語対の思い出し	各1点で全部で5点
練習4	5つの文章の思い出し	各2点で全部で10点
練習7	話の記憶（1）の思い出し	全部で15点
練習8	話の記憶（2）の思い出し	全部で10点
練習9	5つの単語対の再度の思い出し	各2点で全部で10点
練習10	5つの文章の再度の思い出し	各4点で全部で20点
練習11	話の記憶（1）の再度の思い出し	全部で20点
練習12	話の記憶（2）の再度の思い出し	全部で10点

記憶の練習帳 Ⅳ（第7週）　採点の手引き
（この採点方法は、あくまでも一つの目安です。各自、工夫して採点するのも一つの試みです。）

練習2	話の記憶（1）の思い出し	全部で10点
練習4	話の記憶（2）の思い出し	全部で10点
練習6	話の記憶（1）の再度の思い出し	全部で30点
練習7	話の記憶（2）の再度の思い出し	全部で30点
練習8	話の記憶（3）の思い出し	全部で20点

記憶の練習帳 Ⅳ（第8週）　採点の手引き
（この採点方法は、あくまでも一つの目安です。各自、工夫して採点するのも一つの試みです。）

練習2	話の記憶（1）の思い出し	全部で10点
練習5	話の記憶（2）の思い出し	全部で10点
練習6	話の記憶（3）の思い出し	全部で10点
練習8	話の記憶（4）の思い出し	全部で10点
練習9	話の記憶（1）の再度の思い出し	全部で15点
練習10	話の記憶（2）の再度の思い出し	全部で15点
練習11	話の記憶（3）の再度の思い出し	全部で15点
練習12	話の記憶（4）の再度の思い出し	全部で15点

著者紹介

藤井　正子
NPO法人TBIリハビリテーションセンター理事長。東京大学医学部脳研究施設助手、浜松医科大学医学部医学科助教授、同大看護学科教授を経て、2001年4月より現職。医学博士。
主な著書に、桜木と共著で「みて、ふれて、測って学ぶ　生体のしくみ」（南山堂）、「脳損傷のリハビリテーションのための方法―頭が働く練習帳」、松岡と共著で「脳損傷のリハビリテーションのための方法―見る注意力の練習帳」、「脳損傷のリハビリテーションのための方法―聞く注意力の練習帳」（新興医学出版社）、訳書に「外傷性脳損傷後のリハビリテーション―毎日の適応生活のために」（ポンスフォード著、西村書店、2000年）、松岡と共訳「高次脳機能障害のリハビリテーション」（ジョンストンら編、新興医学出版社、2004年）。

松岡　恵子
平成9年東京大学大学院医学系研究科精神保健学分野修士課程卒業。2004年4月に保健学博士号取得。
国立精神・神経センター精神保健研究所成人精神保健部流動研究員を経て、現在NPO法人TBIリハビリテーションセンター研究員。専門分野は行動と認知障害の関わり合いについて。

参考図書

香りと暮らし	亀岡・古川	編著	裳華房	1994.
繊維がわかる本	平井東幸	編著	日本実業出版	2004.

© 2005　　　　　　　　　　　　　　　　　第1版発行　2005年7月25日

FM練習帳
脳損傷のリハビリテーションのための方法
記憶の練習帳 I. II. III. IV

（定価はケースに表示してあります）

〈検印廃止〉

編集　藤井正子　松岡恵子

発行所　株式会社 新興医学出版社
発行者　服部　秀夫

〒113-0033　東京都文京区本郷6-26-8
TEL 03-3816-2853
FAX 03-3816-2895
E-mail shinkoh@vc-net.ne.jp
URL http://www3.vc-net.ne.jp/~shinkoh

印刷　株式会社 藤美社　　ISBN4-88002-649-2　　郵便振替　00120-8-191625

○本書のおよびCD-ROM版の複製権・翻訳権・譲渡権・公衆送信権（送信可能化権を含む）は株式会社新興医学出版社が所有します。
○〈JCLS〉〈(株)日本著作出版権管理システム委託出版物〉
本書の無断複写は著作権法上での例外を除き禁じられています。複写される場合は、その都度事前に(株)日本著作出版権管理システム（電話 03-3817-5670，FAX 03-3815-8199）の許諾を得てください。